Le Régime Alimentaire Alimen-taire Anti-Inflam-matoire Et Les Plans D'action

Plan de repas de 14 jours et recettes prouvées pour guérir votre maladie inflammatoire - Soulagez enfin la douleur, soignez votre système immunitaire et restaurez votre santé générale

Par Abigail Murphy

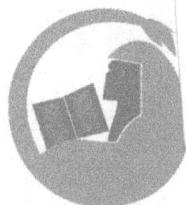

I0135137

EFFINGO
Publishing

Pour découvrir plus de livres, visitez le site :

EffingoPublishing.com

Le régime alimentaire anti-inflamma-toire et les plans d'action

Plan de repas de deux semaines et recettes délicieuses et prouvées pour guérir votre maladie inflammatoire - Soulagez enfin la douleur, soignez votre système immunitaire et restaurez votre santé générale

Par :

Abigail Murphy

Tous droits réservés

Téléchargez un autre livre gratuitement

Nous voulons vous remercier d'avoir acheté ce livre et souhaitons vous en offrir un autre (aussi long et précieux que celui-ci), « Erreurs de santé et de fitness à ne pas commettre », entièrement gratuit.

Visitez le lien ci-dessous pour vous inscrire et le recevoir :

www.effingopublishing.com/gift

Dans ce livre, nous décomposerons les erreurs de santé et de forme physique les plus courantes, que vous êtes probablement en train de commettre en ce moment même, et allons vous révéler les secrets pour vous mettre en forme de la meilleure façon de votre vie !

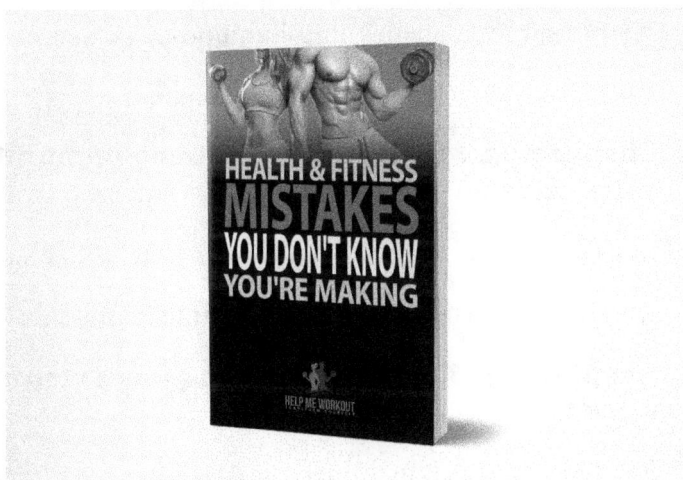

En plus de ce précieux cadeau, vous aurez également l'occasion d'obtenir nos nouveaux livres gratuitement, de participer à des concours et de recevoir d'autres courriels de notre part. Encore une fois, visitez ce lien pour vous inscrire :

 www.effingopublishing.com/gift

TABLE DES MATIÈRES

Introduction

L'internet regorge de preuves scientifiques qui démontrent que manger des aliments sains favorise les processus de guérison du corps. Aujourd'hui, nous constatons que les maladies chroniques deviennent les éléments les plus courants de notre vie. Beaucoup de personnes souffrent de maladies comme les maladies cardiaques, la pression sanguine, l'arthrite, le diabète et bien d'autres encore.

Toutes ces maladies ont un rapport étroit avec « l'inflammation chronique ». Il s'agit d'un type de maladie où les organes du corps sont enflammés, tout en provoquant une inflammation des vaisseaux sanguins, du cerveau et des articulations du corps.

L'objectif de ce livre est d'aider les personnes souffrant de cette maladie en leur proposant des plans d'action adéquats. Ainsi, le livre vise à fournir toutes les informations pertinentes aux personnes qui pensent souffrir de cette maladie ou soufre déjà de celle-ci . À l'aide de cet ouvrage, vous serez en mesure d'identifier si vous souffrez d'une telle maladie chronique.

Le livre contient une série d'actions pour les personnes souffrant de maladies chroniques qu'elles peuvent suivre pour aider leur situation. Il comprend un plan de repas de 14 jours et de délicieuses recettes pour soigner les maladies inflammatoires.

De plus, avant de commencer, nous vous recommandons de vous inscrire à notre bulletin d'information électronique pour recevoir des mises à jour sur toute nouvelle sortie de livre ou toute promotion à venir. Vous pouvez vous inscrire gratuitement, et en prime, vous recevrez un cadeau gratuit. Notre *livre* « Erreurs de santé et de fitness à ne pas commettre » ! Ce livre a été écrit pour démystifier, exposer les principales choses à faire et à ne pas faire et enfin vous fournir les informations dont vous avez besoin pour être au mieux de votre forme. En raison de l'énorme quantité de fausses informations et de mensonges véhiculés par les magazines et les « gourous » autoproclamés, il devient de plus en plus difficile d'obtenir des informations fiables pour se mettre en forme. Au lieu de devoir passer par des dizaines de sources biaisées, peu fiables et peu dignes de confiance pour obtenir des informations sur la santé et la forme physique, nous avons créé ce livre qui dispose de toutes les informations que vous avez besoin pour obtenir des résultats immédiats et atteindre ainsi les objectifs de fitness souhaités dans les plus brefs délais.

Une fois de plus, pour vous inscrire à notre bulletin d'information électronique et recevoir un exemplaire gratuit, veuillez consulter ce lien et inscrivez-vous dès maintenant : www.effingopublishing.com/gift

Chapitre 01 : Qu'est-ce que l'inflammation et l'auto-immunité

L'inflammation dans le corps est le processus par lequel l'organisme lutte contre les cellules qui lui sont nuisibles. C'est la façon naturelle pour le corps de se soigner après avoir combattu certaines infections, blessures et autres produits chimiques toxiques présents dans le corps.

Ainsi, l'inflammation est saine pour l'organisme, car elle répare les cellules endommagées. Si les actions inflammatoires se produisent dans l'organisme alors qu'elles ne sont pas nécessaires, cela devient une situation instable qui conduit à de nombreuses maladies dans l'organisme.

Si elle n'est pas traitée, cette maladie chronique affecte le cœur, les vaisseaux sanguins, les tissus cérébraux et de nombreux autres organes du corps. Il existe de nombreuses façons de traiter l'inflammation indésirable de l'organisme. L'un des moyens les plus faciles et les plus sains de traiter l'inflammation est de s'adapter au régime anti-inflammatoire. La nourriture est censée fournir à l'organisme tous les éléments nécessaires dont il a besoin pour se soigner. En adoptant une alimentation et un mode de vie sain, nous pouvons maintenir l'inflammation à la surface.

Avez-vous déjà pensé aux causes de l'inflammation dans l'organisme ? Il existe de nombreuses raisons pour qu'une inflammation se produise dans le corps. Les raisons sont notamment une alimentation malsaine, la présence de toxines dans l'environnement, la génétique, l'absence d'activité physique, la dépendance à l'égard de tout médicament, l'anxiété et le stress.

Pour vous aider à mieux comprendre, permettez-nous de faire une comparaison entre l'Inflammation et le Feu. S'il est utilisé en quantité limitée ou contrôlée, le feu est essentiel pour nous garder au chaud, en bonne santé et couvert. Si elle n'est pas contrôlée ou utilisée en quantités limitées, elle peut avoir des effets mortels sur l'organisme. De plus, il n'est pas nécessaire qu'elle soit grande pour causer des destructions. L'inflammation est saine pour l'organisme ; c'est un système de réparation naturel du corps. Si elle se produit dans un endroit où elle n'est pas nécessaire, elle commence à affecter l'ensemble du corps.

Mais en ayant une alimentation saine, vous pouvez prendre votre santé en main. Comme mentionné, l'inflammation dans l'organisme est une action protectrice du corps contre les infections. Toutefois, en adoptant un régime alimentaire sain, nous pouvons convertir cette approche protectrice en mesures préventives de l'organisme pour éviter une telle maladie chronique.

Auto-Immunité

Le système auto-immunitaire d'un corps est défini comme le mécanisme qui vise à protéger le corps lorsqu'il est exposé à des bactéries, des infections et des cellules tumorales. Cependant, le but est de sauver l'organisme de différents virus. Pourtant, si on ne le contrôle pas, le système immunitaire commence à affecter les tissus et les organes du corps qui deviennent le principal facteur de maladies auto-immunes dans l'organisme.

Maladies auto-immunes

Les maladies auto-immunes comprennent un large éventail de maladies qui ont le pouvoir d'affecter différents organes du corps. L'inflammation est fortement corrélée aux maladies auto-immunes. Les maladies auto-immunes sont classées en fonction des parties du corps touchées. Le type 01 est connu sous le nom de maladies auto-immunes localisées ; ces affections sont confinées à des organes et tissus spécifiques.

Voici quelques exemples de maladies auto-immunes confinées

- *La maladie d'Addison*

Cette maladie endommage la partie externe de la glande surrénale, ce qui fait de l'auto-immunité la cause première. Dans cette maladie, les glandes surrénales d'une personne ne fabriquent pas suffisamment d'hormones, ce qui entraîne une faiblesse, un aspect terne et une alimentation inappropriée. Si elle n'est pas traitée, la maladie peut devenir mortelle.

- ***La maladie de Graves***

Cette maladie affecte la thyroïde d'une personne. Elle est connue comme le facteur le plus important qui provoque « l'hyperthyroïdie », qui se traduit par une production excessive d'anticorps qui génère un faux avertissement pour que la glande thyroïde produise des hormones inutiles.

- ***Diabète de type 1***

Le type 1 est un état médical dans lequel le pancréas d'une personne ne produit pas assez d'insuline pour le fonctionnement normal de l'organe. Si elle n'est pas traitée, cette maladie entraîne de graves problèmes de santé, car l'insuline est essentiellement nécessaire pour contrôler le taux de sucre dans le sang.

- ***La maladie de Crohn.***

Il s'agit d'un type de maladie inflammatoire qui affecte le système digestif d'une personne. Certains des symptômes sont la monotonie, la douleur à l'abdomen et la faiblesse du corps.

Types d'inflammation

Inflammation aiguë

L'inflammation qui se produit dans le corps à la suite d'un bleu sur la jambe, d'une cheville tordue ou d'un mal de gorge est appelée inflammation aiguë. Il s'agit d'un mécanisme de défense à court terme, dans lequel l'inflammation se produit dans l'organisme à un endroit où elle est nécessaire. Les effets significatifs de l'inflammation aiguë sont la rougeur, la douleur à l'endroit affecté, et aussi l'arrêt du fonctionnement de l'organe seulement dans les cas graves.

En cas d'inflammation aiguë, les vaisseaux sanguins se dilatent, avec l'augmentation du flux sanguin, et les globules blancs du corps se déplacent vers la zone endommagée pour favoriser un rétablissement rapide. En conséquence, la zone endommagée devient gonflée et rouge.

L'inflammation aiguë est responsable de la libération de la substance chimique appelée « cytokines ». Le produit chimique est libéré par le tissu affecté de l'organe et fonctionne comme un « signal d'alarme ». « Ces signaux d'alerte » permettent à votre système auto-immun de guérir l'organe endommagé.

De plus, certaines substances comme les prostaglandines sont responsables de la coagulation du sang pour guérir l'organe affecté. C'est pourquoi la douleur et la fièvre font partie du processus de guérison. Lorsque l'organisme commence à guérir, les symptômes de l'inflammation aiguë ont tendance à diminuer.

Inflammation chronique

Cette inflammation se produit dans un corps lorsqu'il n'en a pas besoin. C'est un mécanisme de défense à long terme et une inflammation constante. L'inflammation chronique est à l'origine de nombreuses autres maladies. Ce type d'inflammation est une menace pour l'organisme, car il se produit dans un endroit où il n'est pas nécessaire.

Les globules blancs, qui sont chargés de défendre l'organisme contre les virus ou les infections, ont tendance à se rassembler à l'intérieur de l'organisme. Quand ils ne voient pas de dégâts, ils n'ont nulle part où aller ; ils commencent donc à endommager le corps à l'intérieur.

De plus, ils deviennent responsables du développement d'autres maladies dans le corps. C'est pourquoi nous devons adopter un mode de vie sain pour éviter une telle maladie chronique.

De l'enfant à l'adulte, tout le monde est sujet à l'inflammation dans le corps

Certains problèmes de santé sont liés à l'inflammation, notamment

➤ *Les maladies cardiaques*

L'inflammation est la plus grande menace pour le système cardiovasculaire. Selon les recherches, les problèmes cardiaques deviennent la cause la plus importante de décès pour les habitants des États-Unis d'Amérique. Les niveaux élevés d'inflammation dans l'organisme entraînent une crise cardiaque ou un accident vasculaire cérébral.

L'inflammation chronique entraîne l'expansion de vos vaisseaux sanguins. L'expansion des vaisseaux sanguins entraîne la coagulation du sang, qui devient la principale cause d'une crise cardiaque ou d'un accident vasculaire cérébral.

Si une coagulation du sang se produit dans une artère du cœur, une personne subit une crise cardiaque. De même, si une coagulation du sang se produit dans l'une des artères cérébrales, une personne subit un accident vasculaire cérébral.

➢ **_Maladies inflammatoires de l'intestin (MII)._**

Les maladies inflammatoires de l'intestin sont le résultat d'une inflammation dans l'organisme. C'est une maladie qui affecte le système digestif d'une personne. Le type de maladie est ensuite classé en deux catégories.

1) La colite ulcéreuse

Il s'agit d'un type de MICI qui est responsable de niveaux d'inflammation plus élevés dans la partie interne du gros intestin d'une personne

2) La maladie de Crohn

C'est un type de MICI qui est responsable d'un niveau accru d'inflammation qui affecte le système digestif de la personne.

➢ **_Obésité_**

L'obésité est un autre problème de santé qui résulte d'une inflammation dans le corps. D'après les recherches, les taux de maladie ont atteint une telle ampleur et environ 2 milliards de personnes dans le monde sont obèses.

➤ *La polyarthrite rhumatoïde*

C'est une maladie chronique qui provoque des douleurs extrêmes, de l'inflexibilité et des inflammations dans les articulations. La maladie survient lorsque le système immunitaire attaque les articulations. Elle peut également affecter le cœur et les poumons. D'après les recherches, plus de 50 millions de personnes souffrent de cette maladie dans toute l'Amérique.

➢ *Allergies*

Les différentes allergies aux aliments, aux médicaments et aux toxines présentes dans l'environnement deviennent également la principale cause d'inflammation dans l'organisme. De nombreuses personnes souffrent de différentes allergies dans toute l'Amérique.

➢ *Asthme*

Lorsque l'inflammation touche les poumons, elle provoque de l'asthme et de nombreuses autres maladies liées aux poumons. Certains problèmes de santé comme la toux, le rhume, les mauvaises respirations sont tous liés à une inflammation des poumons.

➢ *Lupus*

C'est une maladie qui touche différentes parties du corps. Parmi les parties les plus importantes, on trouve les articulations, la peau, les problèmes cardiaques et les poumons.

➤ *Cancer*

L'inflammation peut également devenir la principale cause de cancer. L'inflammation entraîne une croissance anormale des cellules, et c'est l'une des principales causes de la carence en cellules saines de l'organisme.

➤ *La maladie cœliaque*

C'est une maladie dans laquelle le corps ne produit pas suffisamment de gluten, ce qui entraîne des dommages à l'intestin grêle

➤ *Maladies de la peau*

Les maladies les plus courantes que nous considérions comme acquises sont les maladies de la peau. Les maladies de la peau sont le résultat d'une inflammation des organes à l'intérieur du corps. Elle comprend l'acné, l'eczéma, les petites bosses, les plaques rouges et le psoriasis. Si elles ne sont pas traitées, ces affections cutanées deviennent la partie permanente de la peau d'un individu et entraînent également d'autres problèmes liés à la peau.

➢ *Maux de tête*

Les maux de tête sont un autre problème médical très courant qui se déclenche à la suite d'une inflammation. Selon les recherches, plus de 35 millions de personnes souffrent de migraine dans toute l'Amérique.

➢ *Troubles neurologiques*

D'après les recherches, les ordres neurologiques partagent une forte corrélation avec l'inflammation dans différents organes du corps.

Signes d'inflammation

Certains des symptômes de l'inflammation sont abordés dans cette section. Voici les symptômes scientifiquement prouvés de l'inflammation dans l'organisme.

1) Lassitude

Dormir trop ou pas assez peut entraîner une inflammation dans l'organisme. La durée moyenne de sommeil recommandée par les experts est de 6 à 8 heures. Si vous suivez cette routine de sommeil et que vous ressentez toujours de la lassitude, votre corps souffre probablement d'une inflammation. La fatigue est le symptôme le plus courant de l'inflammation. Malgré un sommeil adéquat, si vous constatez une certaine fatigue, consultez un médecin

2) De graves maux de tête.

Les maux de tête sont l'indication la plus fréquente d'une inflammation dans l'organisme. Si vous ressentez une douleur continue aux épaules ou à la colonne vertébrale, il y a de fortes chances que vous souffriez d'une inflammation du corps.

3) Digestion difficile

La plupart du temps, une inflammation indésirable se produit autour de l'estomac qui affecte directement le système digestif d'une personne. Lorsque le système digestif est affecté, une personne a du mal à digérer quoi que ce soit.

En outre, l'inflammation autour de l'estomac entraîne des ballonnements, des crampes et d'autres allergies alimentaires.

Si vous avez observé un problème de digestion, vous devriez probablement consulter un médecin.

4) Ganglions lymphatiques gonflés

Les ganglions lymphatiques sont présents autour de votre cou. Ces nœuds servent de « HUB » au système immunitaire d'une personne. Vous avez peut-être observé des ganglions enflés en cas de rhume ou de mal de gorge. Cela signifie que votre corps se bat contre le virus. Toutefois, si l'affection ne s'estompe pas d'elle-même, vous devez consulter un médecin.

5) Nez bouché

Cela peut paraître bizarre, mais oui, le nez bouché est une autre indication que vous avez une inflammation dans le corps. L'organisme réagit de différentes manières à l'inflammation. Les problèmes comme les yeux froids et larmoyants et le nez bouché sont tous liés à une inflammation du corps.

6) Acné

L'acné est le symptôme le plus courant d'une inflammation interne de l'organisme. C'est une maladie qui touche les gens de tous âges. Cependant, elle disparaît au bout d'un certain temps et il n'est pas nécessaire de prendre des médicaments pour l'acné. Si vous observez que votre acné reste plus longtemps, vous devez à ce moment-là consulter un médecin pour vérifier si vous souffrez d'une autre maladie chronique.

7) Brouillard cérébral

L'inflammation dans l'organisme peut également affecter le cerveau. Dans ce cas-là, la plupart des gens ont du mal à réfléchir. Il ne faut pas prendre cela pour acquis et consulter un médecin, car l'incapacité de penser est également un autre signe courant d'inflammation dans l'organisme.

8) Brûlures d'estomac

Une autre indication latente de l'inflammation est la présence de brûlures d'estomac dans l'organisme. Ce problème est assez difficile à identifier car beaucoup de gens le confondent avec des problèmes digestifs. Il s'agit d'un état médical dans lequel l'acide gastrique se déplace jusqu'à l'œsophage et provoque de graves brûlures d'estomac.

Mythes sur les maladies auto-immunes

Nombreuses personnes ont des opinions différentes lorsqu'il s'agit de maladies auto-immunes. Beaucoup de gens croient fermement que ces maladies auto-immunes ne peuvent pas être guéries, même en adoptant un mode de vie différent.

Nous allons donc discuter certains mythes sur les maladies auto-immunes et analyser s'il y a une quelconque authenticité à ces mythes.

Les troubles existent pour toute la vie

Il est tout à fait vrai que si elles ne sont pas traitées, ces maladies peuvent avoir des effets néfastes sur la santé d'une personne pendant toute sa vie. Mais, avec l'aide d'un régime anti-inflammatoire, ces troubles peuvent être inversés.

Les troubles ne peuvent disparaître qu'avec l'aide de médicaments puissants

Les maladies auto-immunes sont le résultat d'une inflammation dans l'organisme. Toutefois, dans les cas graves, une personne doit subir un traitement médical complet. Mais il a été observé de manière significative qu'en adoptant un régime anti-inflammatoire, la nécessité de prendre des médicaments forts a diminué dans une plus large mesure.

Une mauvaise digestion n'a aucun rapport avec l'inflammation

Le mythe selon lequel l'inflammation dans l'organisme n'a aucun rapport avec le système digestif est inutile. De nombreux types de recherches ont été menées dans le passé qui montrent une forte corrélation entre un mauvais système digestif et l'inflammation.

Vous ne pouvez pas changer votre génétique

Oui, on ne peut pas changer notre génétique, mais on peut la contrôler. Il a été observé que les personnes souffrant de troubles auto-immuns ont montré une amélioration significative en adoptant un régime anti-inflammatoire. La génétique peut compter pour 30% des chances, mais 70% est basée sur l'environnement dont vous vous entourez. Ainsi, malgré la présence de ces troubles dans vos gènes, vous pouvez toujours arriver à contrôler ces symptômes et avoir une vie meilleure.

Les moyens de réduire l'inflammation

Bien qu'il s'agisse de la maladie la plus grave, si elle n'est pas traitée, vous serez surpris de savoir que l'inflammation peut être facilement contrôlée en adoptant un mode de vie différent. Le changement de mode de vie vous aide non seulement à contrôler l'inflammation dans le corps, mais vous permet également de réduire les niveaux de cholestérol et de sucre dans le corps.

Dans ce livre, nous aborderons en détail la question de l'adoption d'un mode de vie positif. Toutefois, certains des changements visant à réduire l'inflammation sont mentionnés ci-dessous :

1) Interdiction de fumer

Il est largement reconnu que le tabagisme est associé aux maladies cardiaques. C'est la cause la plus fréquente de dommages aux poumons. Les effets secondaires du tabagisme ne se limitent pas seulement aux problèmes cardiaques et pulmonaires, mais c'est aussi l'une des causes de l'inflammation dans l'organisme. Elle endommage les vaisseaux sanguins de la personne et cautionne également l'athérosclérose. Ainsi, en abandonnant cette habitude, les risques de maladies cardiaques sont réduits de moitié.

2) Poids du corps

Comme nous l'avons vu plus haut, l'obésité est une autre cause essentielle d'inflammation dans l'organisme. L'incapacité à maintenir un poids corporel peut diminuer le facteur de risque de diverses maladies. Le fait de transporter une grande quantité de graisse autour de l'estomac est un avertissement pour les maladies cardiaques. En maintenant un poids corporel sain, les niveaux d'inflammation dans l'organisme sont réduits dans des proportions importantes.

3) Exercice

Le manque d'activité physique peut non seulement entraîner des inflammations mais aussi nombreuses autres maladies. Faire de l'exercice entre 20 et 60 minutes peut réduire l'inflammation dans le corps. Les longues promenades et les marches rapides sont également très efficaces pour réduire l'inflammation du corps.

4) Régime alimentaire anti-inflammatoire

Le choix des aliments influence énormément la réduction de l'inflammation dans l'organisme. De nombreuses personnes consomment des aliments qui contiennent un grand nombre de sucres et qui sont transformés. La consommation de ces aliments a des effets néfastes sur la santé car ils sont les principaux responsables de l'inflammation dans l'organisme. Le régime anti-inflammatoire s'avère jusqu'à maintenant le moyen le plus efficace mais aussi le plus sûr de réduire l'inflammation.

En ajoutant simplement différents fruits et légumes à votre alimentation, vous pouvez réduire considérablement les niveaux élevés d'inflammation de l'organisme.

5) Ne stressez pas

La façon dont vous gérez votre stress chronique a beaucoup à voir avec la réduction des niveaux d'inflammation. À l'aide de différents exercices, vous pouvez très bien gérer votre stress.

6) Évitez les sucres

Le sucre raffiné est considéré comme la cause la plus fréquente d'inflammation dans l'organisme. Bien qu'elle soit associée à des risques pour la santé, les gens en souffrent tout au long de la journée. Vous pouvez contrôler l'inflammation en évitant ou en limitant la quantité de sucre que vous prenez.

7) Dormez correctement

Le sommeil est considéré comme la meilleure thérapie de réparation du corps humain. Il permet à chaque partie de votre corps de se reposer et de se réparer. Un bon sommeil entraine sans aucun doute nombreux avantages pour la santé. En ayant un sommeil adéquat de 6 à 8 heures, les niveaux d'inflammation sont fortement réduits.

Chapitre 02 : Guérir votre système immunitaire et votre santé en général

Il y a certaines choses dans la vie sur lesquelles nous n'avons aucun contrôle. Heureusement, nous avons toujours la possibilité de contrôler notre alimentation. En fin de compte, c'est notre choix personnel de fournir une alimentation saine à notre corps. Une alimentation saine joue un rôle important dans la prévention, le développement, la gestion et le contrôle de ces maladies inflammatoires.

Il faut connaître suffisamment les types d'aliments qui sont nocifs pour l'organisme. Il existe une grande variété d'aliments sur le marché, et il est très pratique de choisir des aliments sains. Peu importe que vous soyez végétalien ou que vous suiviez un régime alimentaire différent, l'importance c'est de choisir quelque chose de sain pour le corps et d'éviter ces régimes inflammatoires.

Ainsi, le deuxième chapitre est consacré à l'alimentation saine et à la guérison de votre système immunitaire et de votre santé en général.

Les aliments qui aggravent l'inflammation

Le meilleur remède pour soigner votre système immunitaire et votre santé en général est une alimentation saine. Les choix que nous faisons en matière d'alimentation peuvent soit guérir l'inflammation, soit l'aggraver. Dans cette section, nous aborderons tous ces aliments qui ont des effets néfastes sur la santé, et nous parlerons également des moyens de guérir l'inflammation dans l'organisme.

1) Produits laitiers

Le lait est généralement considéré comme un aliment essentiel qui est responsable du renforcement des os, et il aide à nous garder forts. Il est peut-être bon et sain pour beaucoup de gens, mais pour certains, les produits laitiers ne sont pas un bon aliment à manger. Le corps humain est si complexe, et il est composé de millions d'enzymes, chacune ayant une fonction différente. Si l'une de ces enzymes ne fonctionne pas correctement, cela entraîne divers problèmes dans l'organisme.

La lactase est une enzyme présente dans l'intestin grêle des êtres humains. L'enzyme Lactase est très critique, et elle est responsable de la digestion des produits laitiers que nous consommons.

Cependant, certaines personnes présentent une déficience en lactase. Leur corps ne produit pas la lactase nécessaire à la digestion des « sucres de lactose » dans le lait. Cette lacune n'est pas quelque chose que nous pouvons considérer comme acquis. Si elle n'est pas contrôlée, elle peut également provoquer des gaz, des problèmes d'estomac et des diarrhées.

Outre l'intolérance au lactose, il existe de nombreuses autres allergies et maladies dont une personne peut souffrir en consommant des produits laitiers.

Selon les recherches menées par FARE (Food, Allergy, Research, and Education) ces maladies inflammatoires chroniques sont très courantes chez les personnes vivant en Amérique du Nord.

Aujourd'hui, certains croient encore que le lait est un aliment qui forme du mucus. La raison pour laquelle il entrave la digestion est qu'il crée une boue sur le chemin digestif et empêche la consommation ou l'absorption d'une alimentation saine.

Les produits laitiers sont préparés à partir du lait. Les vaches destinées à donner du lait pour les produits laitiers sont élevées avec des hormones de croissance artificielles et des médicaments. Lorsque nous consommons de tels produits, il y a plus de chances que ces médicaments et les hormones de croissance synthétiques puissent intervenir sur nos hormones et puissent également entraîner des maladies inflammatoires.

De plus, les produits laitiers sont chargés de tonnes de sucres, et les arômes artificiels pour plus de douceur peuvent également aggraver l'inflammation dans le corps.

Les produits laitiers que vous ne devez pas consommer sont

- Lait

- Yogourt

- Fromage

- Beurre

- Glaces

- Kefir etc.

2)   Produits à base de gluten

Le gluten a aussi de nombreux effets néfastes sur l'organisme. On le trouve dans le blé, l'orge, le triticale et certains autres produits. Le gluten aide les aliments comme les céréales, les pâtes et le pain à conserver leur forme.

On trouve également du gluten dans certains produits cosmétiques comme le baume à lèvres et la colle au dos des enveloppes.

L'intolérance au gluten est également devenue l'un des problèmes de santé les plus courants chez les habitants des États-Unis. Les personnes souffrant d'une telle maladie ont du mal à digérer le gluten. Un régime alimentaire comprenant du gluten et ses produits peut entraîner de graves problèmes de santé pour les personnes qui en souffrent.

Selon les recherches, il a été observé qu'environ 35 % des adultes aux États-Unis décident d'enlever le gluten de leur alimentation et certains d'entre eux n'ont pas la maladie cœliaque. Cependant, pour se sentir plus en sécurité , ceux-ci décident d'enlever le gluten de leur alimentation.

Les personnes qui souhaitent suivre un régime sans gluten doivent vérifier les étiquettes mentionnant « sans gluten » avant d'acheter ces aliments transformés.

Prenons l'exemple de l'avoine. Pendant la formation de l'avoine, celle-ci entre en contact avec le blé, et ce n'est pas du tout sain pour une personne atteinte de la maladie cœliaque.

Les personnes atteintes de la maladie cœliaque peuvent être si sensibles que même de petites traces de gluten dans l'un de leurs aliments peuvent aggraver leur état. Ils doivent donc être très prudents lorsqu'ils mangent quelque chose. En outre, certains des articles non comestibles peuvent également contenir du gluten, et les personnes atteintes de la maladie cœliaque doivent se tenir à l'écart de ces produits. Certains des aliments non comestibles contenant du gluten sont :

- Rouges à lèvres, et baumes à lèvres pour les lèvres gercées
- Compléments alimentaires

Comme mentionné précédemment, le gluten est utilisé dans les produits pour maintenir leurs formes. C'est un ingrédient caché ; c'est pourquoi les personnes atteintes de la maladie cœliaque doivent être très prudentes lorsqu'elles achètent des aliments sans gluten. Voici quelques-uns des aliments contenant du gluten que nous devrions tous éviter :

- Gâteau

- Bonbons

- Des morceaux de pain

- Nouilles

- Soupes

- Produits de boulangerie

- Soja

    3)   Cacahuètes

Les effets de ces aliments sur la santé varient d'une personne à l'autre. Certaines personnes ne sont pas allergiques aux cacahuètes, mais d'autres sont sujettes à différentes allergies lorsqu'elles en consomment. Cependant, les cacahuètes contiennent des acides gras oméga-

6, et bien d'autres éléments nutritifs sains, mais il faut éviter d'en manger pour se protéger de ces maladies inflammatoires chroniques. En outre, le beurre de cacahuète et les autres produits à base de cacahuète sur le marché utilisent des arômes artificiels et beaucoup de sucre, ce qui peut entrainer nombreux problèmes de santé dans le corps.

2) Consommation d'alcool

Si elle est consommée en quantité limitée, elle peut fournir à un individu différents antioxydants. Mais, si elle est consommée de manière excessive, elle peut conduire à la production de « protéine C-réactive ».

L'un des problèmes les plus courants auxquels les consommateurs d'alcool peuvent être confrontés est celui de « l'hyperperméabilité intestinale». Cette maladie se produit lorsque   le corps rencontre des problèmes avec différentes toxines bactériennes qui se déplacent hors du côlon et dans le corps. C'est pourquoi « l'hyperperméabilité intestinale» est responsable d'une inflammation dans l'organisme.

3) Maïs

Le maïs est l'aliment OGM le plus courant. Près de 85 % du maïs aux États-Unis est un « aliment génétiquement modifié ». Les aliments OGM sont les aliments qui sont spécifiquement produits par les organismes, avec des modifications de l'ADN grâce à des méthodes de génie génétique. Ces aliments OGM sont donc relativement nouveaux pour notre métabolisme et peuvent avoir de graves effets sur la santé. Ces modifications ne sont pas adaptées à la santé. Les produits à base de maïs tels que l'huile végétale, le sucre de maïs, le sirop de maïs sont tous très riches en acides gras oméga-6 et sont la principale cause d'inflammation dans l'organisme.

Parmi les aliments à éviter pour le maïs, citons :

- Maltose

- Sirop de maïs

- Le sirop d'or

- Amidon de maïs

- Sucre de maïs

- Farine de maïs

  6)   Soja

Comme le maïs, le soja est également considéré comme l'un des allergènes les plus courants. Elle entre également dans la catégorie des aliments OGM. Selon les recherches, environ 90 % du soja utilisé aux États-Unis d'Amérique est génétiquement modifié. De plus, la nourriture contient des goitrogènes qui sont principalement responsables de l'obstruction de la fonction thyroïdienne. Les anti-nutriments qui y sont présents peuvent également interagir avec le système digestif et provoquer des inflammations. Certains des aliments à base de soja à éviter le sont :

* Tofu

* Yaourt au soja

* Protéine de soja

* Glace au soja

* Farine

* Huiles

7)   Caféine

La caféine reconnue comme le stimulant du matin, est consommé par des gens du monde entier. Celle-ci est un composé chimique que l'on trouve dans le thé et le café. Mais si vous souffrez d'une maladie inflammatoire, la caféine est une mauvaise option pour vous. Le composé chimique interagit avec le système de digestion et bloque le processus de digestion, ce qui entraîne une inflammation. Outre les problèmes digestifs, la caféine est également connue pour augmenter les battements de cœur, les troubles alimentaires et elle peut également augmenter la pression sanguine d'une personne. Cependant, même si celle-ci est utilisé partout dans le monde, cela ne justifie pas les effets secondaires de ce composé chimique.

4) Sucre

Le sucre est sans aucun doute nocif pour la santé. Il est également appelé le « poison blanc » : il augmente le taux de sucre dans le sang, ce qui entraîne la production de cytokines inflammatoires. Les arômes artificiels, les édulcorants et les aliments transformés contiennent des tonnes de sucre. Il endommage les os et affaiblit le système immunitaire.

5) Œufs

Cela peut paraître étrange, mais oui, les œufs sont également inflammatoires pour certaines personnes qui ont du mal à les digérer. Il a été observé que les œufs de parc d'engraissement sont riches en acides gras oméga 6, qui sont responsables de l'inflammation dans l'organisme. D'autre part, les œufs biologiques sont chargés d'une alimentation saine et d'acides gras Oméga 3 qui sont incroyablement sains pour notre corps.

6) Légumes de la famille des solanacées

Ces légumes appartiennent à une famille particulière de plantes appelée « Solanacées ». Certaines de ces espèces sont toxiques, comme la belladone. Mais les êtres humains en consomment d'autres telles les pommes de terre blanches, les tomates, le paprika, les aubergines, le poivron.

La raison pour laquelle ces légumes sont considérés comme nocifs est qu'ils contiennent des alcaloïdes, ce qui est très toxique pour l'organisme. On pense également que ces légumes sont fortement corrélés à la cause d'inflammations dans l'organisme.

Les aliments à consommer pour avoir un corps sain

Dans la section ci-dessus, nous avons parlé des aliments qui aggravent l'inflammation dans l'organisme. Il peut vous sembler qu'il n'y a plus rien à manger, et que tout autre aliment est lié à une inflammation. Ce n'est certainement pas le cas, même après avoir évité les aliments mentionnés ci-dessus, il y a encore beaucoup d'aliments que vous pouvez manger pour avoir un corps sain.

Les légumes et les fruits sont connus comme les meilleurs aliments anti-inflammatoires. Ce sont des aliments chargés d'une alimentation saine et qui peuvent réduire considérablement l'inflammation du corps.

1) Vinaigre de cidre de pomme

Beaucoup de gens sous-estiment les qualités du vinaigre de cidre de pomme. Il est constitué de pommes après le processus de fermentation. Il augmente considérablement le niveau d'acidité dans l'estomac et améliore la digestion. Comme nous l'avons vu, la plupart de ces maladies inflammatoires sont le résultat d'une mauvaise digestion. Lorsque nous utilisons le vinaigre de cidre de pomme, il aide non seulement à la digestion mais nous protège également du rhume, de la toux, de la grippe et d'autres infections bactériennes.

2) Bouillons d'os

Les bouillons d'os sont des liquides contenant des os et des tissus conjonctifs. Ils sont très bénéfiques pour l'inflammation et très facile à fabriquer. Ceux-ci contiennent du collagène et d'autres éléments nutritifs sains, une vitamine pour le corps. De plus, ils offrent de nombreux acides aminés pour l'organisme. Les acides aminés qui y sont présents sont connus pour aider le processus de digestion. Selon les recherches, les personnes ayant des problèmes de digestion ont tendance à avoir des niveaux réduits d'acides aminés dans le corps. Les bouillons d'os sont l'un des moyens les plus sûrs et les plus sains pour augmenter les niveaux d'acides aminés dans le corps.

3) Poissons

La viande rouge a mauvaise réputation quand il s'agit d'avoir un corps sain. La raison de sa mauvaise réputation est le cholestérol ; c'est l'une des raisons de l'aggravation de l'inflammation. Alors que la viande de poisson a acquis une excellente réputation pour avoir un corps sain. La viande de poisson est extrêmement riche en acides gras oméga 3 et elle est également riche en autres nutriments sains qui aident à réduire l'inflammation du corps. Les poissons tels que le saumon, le vivaneau, la morue, le thon, le bar et le flétan sont tous très riches en graisses saines. Le saumon est le seul poisson qui contient de l'EPA et du DHA, les acides gras oméga-3 qui produisent des molécules anti-inflammatoires.

4) Légumes allium

Les légumes allium, sont également connus sous le nom de légumes anti-inflammatoires. Le mot « Allium » est un mot latin qui signifie « Ail ». L'homme utilise l'ail depuis plusieurs années. Malgré leur ancienneté, ces légumes font encore des miracles en nous sauvant de maladies inflammatoires chroniques. Les légumes allium comprennent l'ail, l'oignon, la ciboulette, l'échalote, l'oignon vert et le poireau. Ceux-ci regorgent de nombreux éléments nutritifs sains. L'oignon A est une molécule qui contribue de manière significative à réduire l'inflammation de l'organisme. La molécule est présente dans les oignons.

5) Céréales sans gluten

Le quinoa est devenu le céréale sans gluten le plus populaire. C'celui-ci est une riche source de fibres qui aide à lutter contre les maladies inflammatoires. Le deuxième produit est le riz brun, qui a une importance significative dans le contrôle des niveaux de sucre du corps. Comme l'ont prouvé les recherches, le remplacement du riz blanc par du riz brun a considérablement amélioré les bienfaits pour la santé.

6) Légumes-racines

Les légumes-racines sont non seulement délicieux, mais ils sont aussi très riches en éléments nutritifs. Les légumes-racines tels que les patates douces, les panais, le rutabaga et les betteraves sont chargés de vitamines qui renforcent le système immunitaire.

Les carottes sont une bonne source de vitamine A, et les patates douces contiennent des éléments utiles à la digestion. En plus de la digestion, ces légumes aident à la vision, stimulent le système immunitaire et gardent la peau éclatante.

7) Baies

Comme mentionné précédemment, les fruits sont connus pour leurs propriétés anti-inflammatoires. Ainsi, les baies sont également une bonne source d'antioxydants

8) Feuilles vertes foncées

Les feuilles vertes foncées sont riches en antioxydants. Elles sont riches en vitamine A, vitamine C, vitamine E et vitamine K. Les légumes verts à feuilles foncées sont riches en acides gras oméga 3 qui facilitent la digestion et sont également très bons pour le système nerveux.

9) Noix et graines

Les noix de Grenoble et les graines de chia sont les meilleures pour l'inflammation dans le corps. Ces deux produits sont riches en protéines et en fibres et sont également très riches en acides gras Oméga 3.

10) Gingembre

Le gingembre a des propriétés anti-inflammatoires. Il possède un composé appelé « gingérols » qui inhibe les molécules anti-inflammatoires. Il est également utilisé pour traiter plusieurs problèmes médicaux comme les problèmes de digestion, l'arthrite, les maux de tête, le rhume, et bien d'autres.

SOIGNEZ VOS INTESTINS

Pour résumé, ces maladies inflammatoires peuvent être réduites à un niveau drastique en adoptant tout simplement une alimentation saine. Le régime anti-inflammatoire est celui qui tient votre corps à l'écart de l'inflammation.

La ligne directrice à suivre est la suivante :

1. Mangez suffisamment de fruits et de légumes

2. Mangez des aliments à forte teneur en matières graisses

3. Trouvez toujours un équilibre entre les acides gras Oméga 3 et Oméga 6

4. Mangez des aliments qui soutiennent votre intestin

5. Évitez les sucres artificiels et les aliments transformés

6. Buvez suffisamment d'eau pour vous hydrater

7. Enfin et surtout, dormez suffisamment pendant 6 à 8 heures.

Passons maintenant aux plans diététiques

Le plan d'alimentation végétalienne

Le plan d'alimentation végétalien est composé de fruits, de légumes, de noix, de graines et d'huile. Faites attention et essayez de ne pas utiliser de produits animaux dans ce régime.

1) Mangez suffisamment de fruits et légumes

Mangez suffisamment de fruits et de légumes pour obtenir tous les nutriments anti-inflammatoires. Une fois que vous aurez adopté une telle routine, vous constaterez un changement positif dans votre santé.

2) Manger des protéines végétales

Les protéines végétales sont essentielles pour avoir un nutriment anti-inflammatoire. Certains végétaliens sont connus sous le nom de « Carbotariens ». Ils mangent des pâtes, du riz brun, du pain et des produits de boulangerie. La protéine végétale est essentielle à l'alimentation car elle contribue à la réparation et à la cicatrisation des tissus endommagés.

3) Apport en acides gras oméga 3

Mangez des aliments qui contiennent beaucoup d'acides gras Oméga 3. Les acides gras oméga 3 aident au processus de digestion. Mangez des noix, des graines, ainsi que des légumes frais.

4) Éviter les aliments transformés

Les personnes qui suivent un régime végétalien ont souvent tendance à développer une envie de quelque chose de savoureux. Ils optent pour des aliments végétaliens transformés, ayant la texture des aliments d'origine animale comme le poulet végétalien, le thon, les saucisses etc. Nous conseille à tous ces végétaliens de ne pas opter pour cette option. Les aliments transformés contiennent des arômes artificiels, des conservateurs, et cela n'a rien de sain. De plus, les produits non laitiers, notamment le yaourt et le fromage, sont tous épaissis avec des stabilisateurs artificiels appelés carraghénane. Le carraghénane est un composé chimique responsable de l'inflammation dans l'organisme.

5) Manger des céréales sans gluten

Mangez des aliments sans gluten et évitez les produits à base de gluten. Mangez du riz brun plutôt que du riz blanc, mangez des céréales saines et ne vous laissez pas tenter les aliments qui causerons une inflammation dans le corps.

Comme nous l'avons vu, manger sainement n'est pas une question de limites strictes ; rester trop mince ou résister à la nourriture que l'on aime le plus. Il s'agit plutôt de se sentir bien, d'avoir plus d'énergie, d'améliorer sa santé et son humeur.

Une alimentation saine ne devrait pas être trop difficile à acquérir. Si vous vous sentez étonné par tous les conseils contradictoires sur la nutrition et le régime alimentaire, vous n'êtes pas seuls. Vous découvrirez que pour chaque expert qui vous dira qu'un aliment particulier vous convient, un autre vous dira le contraire. La vérité est que, bien qu'il ait été démontré que certains aliments ou nutriments spécifiques ont un effet bénéfique sur l'humeur, le plus important est votre alimentation générale. Le fondement d'une alimentation saine devrait consister à remplacer les aliments transformés par de vrais aliments chaque fois que cela est possible. Manger des aliments aussi proches que possible de la façon dont la nature les a préparés peut faire une différence significative dans la façon dont vous pensez, regardez et ressentez.

Les protéines vous donnent l'énergie nécessaire pour vous lever, partir et continuer tout en aidant l'humeur et le processus de pensée. Un excès de protéines peut mettre en danger la vie des personnes atteintes de maladies rénales, mais les dernières recherches suggèrent que beaucoup d'entre nous ont besoin de plus de protéines de haute qualité, surtout en vieillissant. Cela ne signifie pas que vous devez manger plus de produits animaux : une variété de sources végétales de protéines chaque jour peut fournir à votre corps toutes les protéines essentielles dont il a besoin.

Pour vous préparer au succès, optez pour la simplicité. Une alimentation saine n'a pas besoin d'être difficile. Au lieu de trop vous préoccuper à compter les calories, pensez, par exemple, à votre régime alimentaire en termes de couleur, de variété et de fraîcheur des aliments. Vous devez éviter les aliments emballés et transformés et opter pour des ingrédients plus frais chaque fois que cela est possible.

Chapitre 03 : Plan de repas de 14 jours et protocoles à suivre

L'inflammation est le processus normal déclenché par l'organisme de la personne en réponse à une maladie ou à des toxines qui cause une maladie chronique. Il s'agit d'un processus à court terme, mais s'il n'est pas correctement géré, il peut entraîner une inflammation à long terme. Elle peut être si impitoyable qu'elle peut causer ou déclencher des problèmes de santé graves. Ce chapitre présente un plan de repas sur 14 jours qui vise à réduire l'inflammation.

L'essentiel des régimes anti-inflammatoires est basé sur :

- Limitation du sucre supplémentaire

- Produits raffinés limités

- Éviter les procédés de cuisson qui provoquent une inflammation.

Pour réduire l'inflammation, une personne devrait manger des aliments qui fournissent des antioxydants,

car ceux-ci sont le principal facteur de réduction de l'inflammation dans l'organisme.

Le régime anti-inflammatoire consiste à consommer
des aliments qui aident à réduire l'inflammation dans
l'organisme. Lorsque nous avons limité les aliments qui
ont tendance à augmenter l'inflammation, nous avons
commencé à lutter contre les maladies inflammatoires.
Le régime anti-inflammatoire met l'accent sur des fruits
et des légumes dynamiques, des haricots et des céréales
complètes riches en fibres, des graisses saines (comme
celles que l'on trouve dans le saumon, les noix et l'huile
d'olive) et des herbes, des épices et du thé riches en antioxydants.

Nous devons limiter les aliments transformés qui
contiennent des gras trans malsains, des glucides raffinés comme la « farine blanche » et « le sucre blanc »,
qui contiennent également beaucoup de sodium.

Nous vous proposons un programme de repas de 1 200
calories, dans lequel nous mettons tout en œuvre pour
vous offrir une semaine remplie de repas et de collations délicieux et sains. Notre plan alimentaire vous
permettra de mener une vie saine avec succès.

L'inflammation peut être déclenchée par plusieurs autres facteurs en dehors de la nourriture, comme un niveau d'activité réduit, le stress et un sommeil insuffisant. L'adoption d'un mode de vie sain et l'ajout d'habitudes saines dans votre vie quotidienne peuvent également contribuer à prévenir l'inflammation.

Pour bénéficier d'un maximum de bienfaits anti-inflammatoires, associez ce programme de repas sains à votre activité physique quotidienne qui vise environ deux heures et demie d'activité raisonnable par semaine, et optez pour des activités qui contribuent à réduire l'inflammation comme le yoga, la méditation ou tout ce que vous trouvez relaxant, et essayez de dormir suffisamment chaque nuit (au moins six à sept heures par nuit). Même si vous vous efforcez de réduire vigoureusement l'inflammation ou si vous recherchez simplement un plan d'alimentation saine, le plan de repas anti-inflammatoire sur 7 jours peut vous aider à atteindre vos objectifs de santé.

Régime anti-inflammatoire (jour 01) :

Mangez des aliments riches en acides gras oméga-3, comme le saumon et le thon blanc, et les sardines font baisser les niveaux d'inflammation. Le plan d'alimentation vise à inclure au moins deux « portions de 3 onces » de poisson ayant un taux élevé d'acides gras oméga-3 et à en consommer chaque semaine.

Petit déjeuner, « 287 calories ».

- Une portion d'avoine de nuit aux bleuets et aux bananes
- Une tasse de thé vert

Collations de l'après-midi, « 31 calories ».

- 1/2 tasse de mûres

L'heure du déjeuner, « 325 calories ».

- Une portion de salade verte à l'edamame et aux betteraves

Collation du soir, « 117 calories ».

- Deux cuillères à soupe de Tahini au curcuma et au gingembre

- une carotte moyenne

Dîner « 442 calories ».

- Une portion de saumon au noix et romarin croustillant

- Une portion de courges et de pommes rôties avec des cerises séchées et des pepitas

Calories totales et nutrition : 1 202 calories, 57 g de protéines, 131 g de glucides, 30 g de fibres, 54 g de lipides, 1 520 mg de sodium.

Régime anti-inflammatoire (jour 02) :

Le jour 02 comprend la consommation d'aliments contenant de la vitamine C, qui est un antioxydant et a des effets anti-inflammatoires. La vitamine C aide à réduire les dommages causés aux cellules par les radicaux libres qui pourraient activer l'inflammation. Il a été prouvé que les personnes ayant un régime alimentaire riche en vitamine C ont des niveaux réduits du marqueur inflammatoire de la protéine C-réactive ainsi qu'un risque mineur de maladies inflammatoires, y compris la goutte et les maladies cardiaques. Le régime alimentaire comprend un smoothie puissant à la framboise et au kéfir qui fournit 45 % du pourcentage recommandé de la consommation de vitamine C

Petit déjeuner, « 249 calories ».

- Une portion de smoothie framboise-kéfir

Collation de l'après-midi, « 28 calories ».

- 1/3 de tasse de myrtilles

Déjeuner « 381 calories ».

- Une portion de Buddha Bowl de super-aliments végétaliens

Collation du soir, « 156 calories ».

- 1 once de chocolat noir

Dîner « 393 calories ».

- une portion de salade de chou-fleur et de pois chiches aux épices indiennes
- 5 onces de thon blanc en conserve non salé, dans l'eau (égoutté)

Calories totales et nutrition : 1 215 calories, 70 g de protéines, 143 g de glucides, 35 g de fibres, 47 g de lipides, 1 054 mg de sodium

Régime anti-inflammatoire (jour 03) :

Le troisième jour, vous mangerez de l'anthocyanine, un puissant composé antioxydant présent dans les fruits et légumes de couleur sombre comme le rouge, le violet et le bleu. L'antioxydant se trouve également dans le vin rouge. Selon les recherches, l'anthocyanine joue un rôle important dans la réduction des marqueurs d'inflammation qui peuvent réduire les risques sanitaires liés au cancer et aux maladies cardiaques. Mangez des baies congelées pour apporter une aide anti-inflammatoire à vos smoothies matinaux ou à votre gruau d'avoine. En mangeant des baies, vous pouvez en tirer le maximum de bénéfices, même en dehors de la saison.

Petit déjeuner, « 263 calories ».

- 1 tasse de yaourt grec nature à faible teneur en matières grasses
- 1 1/2 c. à soupe de noix hachées
- 1/4 de tasse de myrtilles
- 1 tasse de thé vert

Ajoutez du yogourt aux noix et aux myrtilles pour rehausser le goût

Collation de l'après-midi, « 42 calories ».

* 2/3 de tasse de framboises

Déjeuner « 381 calories ».

* une portion de Buddha Bowl de super-aliments végétaliens

Collation du soir, « 117 calories ».

* 2 cuillères à soupe de Tahini au curcuma et au gingembre
* une carotte moyenne

Dîner « 409 calories ».

* une portion de salade hachée avec saumon et vinaigrette crémeuse à l'ail

Calories totales et nutrition : 1 212 calories 77 g de protéines, 97 g de glucides, 28 g de fibres, 63 g de lipides, 813 mg de sodium

Régime anti-inflammatoire (Jour 04) :

Le jour 04 consiste à manger du chocolat noir et du cacao. Le chocolat a tendance à réduire les marqueurs d'inflammation, et il est très utile pour réduire les maladies cardiaques. Le cacao contient du flavonol quercétine, un puissant antioxydant qui aide à protéger nos cellules, et c'est la raison pour laquelle le chocolat noir est un élément essentiel dans le régime alimentaire anti-inflammatoire. Incluez un carré de 1 once par jour de chocolat le plus noir et profitez au maximum des bienfaits pour la santé.

Petit déjeuner, « 222 calories ».

- Une portion de pudding au cacao et aux framboises

Collation de l'après-midi, « 109 calories ».

- 1/2 tasse de yaourt grec nature à faible teneur en matières grasses

- 1/4 de tasse de myrtilles

Déjeuner « 381 calories ».

- Une portion de Buddha Bowl de super-aliments végétaliens

Collation du soir, « 9 calories ».

- 1/2 tasse de concombre tranché

- Pincée de sel

- Une pincée de poivre

Dîner « 472 calories ».

- une portion de patate douce farcie avec une vinaigrette au houmous

Calories totales et nutrition : 1 191 calories, 56 g de protéines, 168 g de glucides, 49 g de fibres, 39 g de lipides, 1 100 mg de sodium.

Régime anti-inflammatoire (jour 05) :

Les probiotiques se sont avérés avoir d'énormes avantages pour la santé et sont une excellente source de réduction de l'inflammation. On les trouve dans le yogourt, le kéfir, le kombucha et le kimchi et ils aident grandement à maintenir un intestin sain. Selon les recherches, un intestin sain renforce notre système immunitaire ; il aide à maintenir un poids sain et réduit considérablement l'inflammation. En outre, veillez à ajouter des prébiotiques qui sont des fibres végétales indigestes que l'on trouve dans l'ail, les oignons et les céréales complets. Il permet l'inflammation de bonnes bactéries et améliore la santé générale de l'intestin.

Petit déjeuner, « 249 calories ».

* une portion de smoothie framboise-kéfir

Collation de l'après-midi, « 2 calories ».

* une tasse de thé vert

Déjeuner « 381 calories ».

- une portion de Buddha Bowl de super-aliments végétaliens

Collation du soir, « 58 calories ».

- 1 cuillère à soupe de Tahini au curcuma et au gingembre
- 3/4 de tasse de concombre tranché

Dîner « 414 calories ».

- une portion de bifteck coréen, de kimchi et de chou-fleur dans un bol de riz

Calories totales et nutrition : 1 224 calories, 57 g de protéines, 112 g de glucides, 28 g de fibres, 53 g de lipides, 1 067 mg de sodium

Régime anti-inflammatoire (Jour 06)

Il a été observé qu'environ 21 % des adultes au États-Unis souffrent d'une forme ou d'une autre d'arthrite. C'est une maladie inflammatoire qui touche les articulations. La maladie est généralement traitée avec des médicaments prescrits en même temps que le régime anti-inflammatoire. On sait que ces régimes riches en magnésium réduisent l'inflammation et contribuent grandement à l'entretien du cartilage articulaire. Beaucoup de personnes vivant aux États-Unis ne reçoivent pas une quantité suffisante de magnésium, et par conséquent, elles ont tendance à souffrir davantage de la maladie. Veillez à inclure des légumineuses, des noix et des légumes à feuilles vertes dans votre alimentation afin d'en tirer le maximum de bénéfices pour la santé.

Petit déjeuner, « 249 calories ».

- Une portion de smoothie framboise-kéfir

Collation de l'après-midi, « 157 calories ».

* 6 noix

Déjeuner « 325 calories ».

* une portion de salade verte à l'edamame et aux betteraves

Collation du soir, « 78 calories ».

* 1/2 once de chocolat noir

Dîner « 401 calories ».

* une portion de poulet croustillant au houmous
* une portion de brocoli cloqué à l'ail et aux piments

Conseil : Cuisinez du poulet supplémentaire pour le déjeuner de demain. Vous aurez besoin de 2 tasses de poulet cuit haché.

Calories totales et nutrition : 1 209 calories, 73 g de protéines, 94 g de glucides, 28 g de fibres, 63 g de lipides, 1 245 mg de sodium.

Régime anti-inflammatoire (Jour 07) :

Selon les recherches, un régime alimentaire riche en fibres a des niveaux réduits d'indice glycémique. C'est une façon de mesurer l'impact de l'alimentation sur notre taux de sucre dans le sang. Les fibres se digèrent lentement, ce qui nous permet de rester rassasiés et de maintenir le taux de sucre dans le sang. De plus, les aliments qui ont un indice glycémique plus faible aident grandement à réduire les niveaux de protéines C-réactives, qui sont connues comme indicateur d'inflammation. Grâce à ce plan, une personne peut facilement consommer environ 28 g de fibres et en tirer des bénéfices pour sa santé.

Petit déjeuner, « 292 calories ».

- Une portion de pudding au cacao et aux framboises
- Un latte au curcuma

Collation de l'après-midi, « 42 calories ».

- 1/2 tasse de myrtilles

Déjeuner « 350 calories ».

- Une portion de sandwichs aux œufs et à l'avocat

Collation du soir, « 116 calories ».

- 15 amandes (non salées)

Dîner « 448 calories ».

- Une portion de crevettes et d'épinards à l'ail
- Une tasse de quinoa cuit

Calories totales et nutrition : 1 209 calories, 62 g de protéines, 128 g de glucides, 32 g de fibres, 55 g de lipides, 1 362 mg de sodium

Plan de repas de la deuxième semaine

Calculer les calories peut s'avérer difficile. Nous n'avons pas toujours la possibilité de mesurer les calories quand nous mangeons. Le plan de repas de la deuxième semaine propose donc un plan d'alimentation, que vous pouvez intégrer à votre routine sans avoir à calculer les calories qu'il contient. Il s'agit d'un régime alimentaire auquel vous pouvez faire confiance pour réduire l'inflammation de l'organisme.

Nous savons tous que la nourriture joue un rôle majeur dans le contrôle de l'inflammation par l'organisme. Nous avons donc rassemblé quelques recettes anti-inflammatoires. Toutes les recettes mentionnées dans ce plan d'alimentation contribueront à réduire l'inflammation de l'organisme.

Plan de régime anti-inflammatoire (Jour-01)

Le petit déjeuner : « Bouillie de noix de coco à la cerise »

Les bouillies sont connus comme un petit déjeuner traditionnel. Certains mangent incluent dans leur gruau d'avoine des cerises (séchées ou fraîches) ce qui est une très bonne idée. Les cerises contiennent de l'anthocyanine, qui est un puissant antioxydant, et les gens utilisent l'anthocyanine pour réduire l'inflammation depuis un certain temps

Recette :

- 1,5 tasse d'avoine
- 4 cuillères à soupe de graines de Chia
- 3-4 tasses de lait de coco
- 3-4 cuillères à soupe de Cacao (brut)

- Une pincée de Stevia

- Noix de coco

- Cerises fraîches ou congelées

- Copeaux de chocolat noir

- Le sirop d'érable

Préparation : Mélangez l'avoine avec les graines de chia, le lait (noix de coco), le cacao et le stevia dans une casserole. Faites bouillir l'avoine à feu moyen, puis à feu plus doux jusqu'à ce que l'avoine soit cuite.

Une fois qu'il est cuit, versez le tout dans le bol et ajoutez des copeaux de noix de coco, des cerises, des copeaux de chocolat noir et du sirop d'érable sur le dessus pour lui donner un bon goût.

Déjeuner : « Soupe au potiron thaïlandaise »

Les citrouilles sont connues pour être la riche source de bêta-cryptoxanthine. C'est un puissant antioxydant et il fonctionne mieux lorsqu'il est absorbé avec de la graisse. Le beurre et l'huile sont donc importants dans cette recette pour en faire plus qu'un simple arôme. Les peaux de citrouille sont comestibles, et cela rend la préparation très peu stressante. Savourez la soupe avec une salade verte saine et profitez-en au maximum.

Recette :

- 2 cuillères à soupe de pâte de curry rouge

- 4 tasses de bouillon (bouillon de poulet ou de légumes)

- 2 onces et demi de « Pumpkin-Pree Cans» (Purée de citrouille en canne).

- 1 ¾ tasses de lait (noix de coco)

- Piment en tranches (un)

- Coriandre pour la décoration, si nécessaire

Préparation :

Étape 01 : Faites cuire la pâte de curry pendant environ 1 minute ou jusqu'à ce que la pâte devienne odorante dans une grande poêle à feu moyen. Ajoutez maintenant le bouillon et le potiron et remuez doucement.

Étape 02 : Faites cuire pendant environ 3 minutes ou jusqu'à ce que la soupe commence à bouillonner. Ajoutez le lait de coco et faites cuire jusqu'à ce qu'il soit chaud, environ 3 minutes.

Étape 03 : Servez maintenant dans des bols et savourez avec un peu de lait de coco et une tranche de piment rouge. Pour le dernier, garnissez le avec de la coriandre si vous le souhaitez. Savourez une soupe saine pour réduire l'inflammation du corps

Dîner : « Pommes de terre au curry avec œufs pochés »

Les œufs ne sont pas uniquement pour le petit déjeuner. Des œufs pochés servis avec des pommes de terre et de la salade verte devient un dîner très sain. La raison pour laquelle les œufs sont recommandés est qu'ils sont riches en acides gras oméga-3 qui ont des propriétés anti-inflammatoires. Ainsi, ce dîner sain peut réduire l'inflammation du corps.

Recette :

* 02 Pommes de terre Russet

* 1" pouce de gingembre frais

* 2 gousses d'ail

* 1 cuillère à soupe d'huile d'olive

* 2 cuillères à soupe de curry chaud ou doux

* Boîte de 15 onces de sauce tomate

- 4 œufs (gros)

- Demi-grappe de coriandre fraîche, si nécessaire

Préparation :

Étape 01 : Rincez les pommes de terre à fond, puis coupez-les en cubes de 3/4 de pouce. Mettez maintenant les pommes de terre dans une marmite et recouvrez-la d'eau. Couvrez la casserole avec un couvercle et faites-la bouillir à feu vif. Faites bouillir les pommes de terre pendant 5 à 6 minutes ou jusqu'à ce qu'elles soient tendres.

Étape 02 : Lorsque les pommes de terre sont bouillies, préparer la sauce. Épluchez le gingembre avec un éplucheur de légumes ou grattez la peau avec les côtés d'une cuillère. Utilisez une râpe à fromage avec de petits trous pour râper un pouce de gingembre ou moins si vous aimez la saveur subtile du gingembre. Et broyer l'ail

Étape 03 : Ajoutez maintenant l'ail, l'huile d'olive et le gingembre dans une grande casserole. Faites cuire le gingembre et l'ail à feu moyen-doux pendant environ 1 à 2 minutes, ou juste jusqu'à ce qu'ils soient tendres et parfumés. Mélangez-y maintenant de la poudre de curry et faites cuire pendant environ 01 minute ou plus pour faire griller les épices.

Étape 04 : Mélangez maintenant la sauce tomate et remuez doucement. Faire chauffer à feu moyen et chauffer la sauce. Ajoutez du sel si nécessaire. Insérez maintenant les pommes de terre cuites et tendres dans la marmite et remuez pour les couvrir de sauce. Ajoutez quelques cuillères à soupe d'eau si le mélange est sec ou pâteux.

Étape 05 : Faites quatre petites trempettes dans le mélange de pommes de terre et ajoutez un œuf dans chacune d'elles. Couvrez la casserole et laissez bouillir. Après avoir fait bouillir les œufs dans la sauce pendant environ 6-10 minutes, ou jusqu'à ce qu'ils soient bien cuits, saupoudrer de coriandre fraîche hachée.

Régime alimentaire anti-inflammatoire (Jour 02)

Le petit déjeuner : « Smoothie à la framboise »

Si vous voulez un petit déjeuner rapide et sain, ne vous inquiétez pas. Ce smoothie à la framboise vous apporte non seulement les bienfaits anti-inflammatoires, mais il est aussi délicieux . Vous pouvez également avoir la possibilité de préparer ce smoothie et de le conserver au réfrigérateur. Il ne suffit que de le boire avant de sortir de la porte.

Recette :

- avocat pelé ou dénoyauté si vous le souhaitez
- 3/4 de tasse de jus d'orange
- 3/4 de tasse de jus de framboise
- 1/2 tasse de framboises

Préparation :

Ajoutez maintenant tous les ingrédients mentionnés ci-dessus, mélangez-les bien et savourez votre smoothie santé. C'est une boisson pleine d'antioxydants, et elle réduira certainement l'inflammation du corps jusqu'à un niveau significatif.

Déjeuner : « Salade de thon méditerranéen »

Le thon est très célèbre pour ses bienfaits. C'est une riche source d'acides gras oméga-3. Vous pouvez l'avoir avec des légumes verts mélangés ou du pain aux céréales. La recette que nous allons partager est riche en sodium, vous pouvez donc toujours avoir la possibilité de la réduire en diminuant le nombre de câpres et d'olives.

Recette :

- 2 boîtes de thon de « 5 onces » dans de l'eau égouttée

- 1/4 de tasse de mayonnaise

- 1/4 de tasse de kalamata hachée ou d'olives mélangées

- 2 cuillères à soupe d'oignon rouge haché

- 2 cuillères à soupe de poivrons rouges grillés à feu vif hachés

- 2 cuillères à soupe de basilic frais haché

- 1 cuillère à soupe de câpres

- 1 cuillère à soupe de jus de citron frais

- sel et poivre selon les besoins

- 2 grosses tomates mûries sur pied

Préparation :

Mélanger tous les ingrédients, à l'exception des tomates, dans une grande casserole puis remuer doucement pour mélanger. Couper les tomates en six, sans les couper toutes, puis les ouvrir délicatement. Videz maintenant le mélange de salade de thon méditerranéenne du centre. Servez maintenant la salade de thon méditerranéenne pour profiter au maximum des bienfaits pour la santé.

Dîner : « Chili de dinde à la mijoteuse»

Dans les soirées plus froides, rien ne vous garde plus au chaud que le chili. Quand mélangé avec de la dinde, ce repas devient excellent. Il vous aide non seulement à vous tenir au chaud, mais aussi à réduire l'inflammation du corps.

Recette :

- 1 cuillère à soupe d'huile d'olive

- 1 livre de dinde hachée maigre à 99 %.

- 1 oignon moyen haché

- 1 poivron rouge coupé en dés

- 1 poivron jaune coupé en dés

- 2 boîtes de 15 onces de sauce tomate

- 2 boîtes de 15 onces de petites tomates hachées

- 2 boîtes de 15 onces de haricots noirs,

- 2 boîtes de 15 onces de haricots rouges, lavés et égouttés

- 1 pot de « 16 onces » de piments jalapeños apprivoisés en tranches, égouttés

- 1 tasse de maïs congelé

- 2 cuillères à soupe de poudre de chili

- 1 cuillère à soupe de cumin

- Sel et noir selon l'exigence

Garnitures suggérées : fromage aux oignons verts, avocat, crème aigre/yaourt grec

Préparation :

Faire chauffer l'huile dans une marmite à feu moyen. Ajoutez la dinde dans la marmite et faites-la cuire jusqu'à ce qu'elle devienne brune. Versez maintenant la dinde dans la mijoteuse.

Ajoutez la sauce tomate, l'oignon, les tomates hachées, les haricots, les jalapeños, les poivrons, le maïs, la poudre de chili et le cumin. Remuez et saupoudrez de sel et de poivre.

Couvrez-le et laissez-le cuire à feu vif pendant environ 4 heures ou à feu doux pendant 6 heures. Servez-le avec des garnitures, si vous le souhaitez.

Plan de régime anti-inflammatoire (Jour 03)

Le petit déjeuner : « Pain d'épices et gruau »

Comme nous le savons tous, les acides gras oméga-3 sont les principaux ingrédients pour réduire l'inflammation de l'arthrite et de nombreux autres problèmes articulaires. Nous devons chercher des moyens d'obtenir le maximum d'acides gras oméga 3. La farine d'avoine peut couvrir la moitié des besoins en acides gras oméga 3, sans saumon.

Recette :

* 4 tasses d'eau

* 1 tasse d'avoine coupée en acier

* 1 et 1/2 cuillère à soupe de cannelle moulue

* 1/4 de cuillère à soupe de coriandre moulue

- 1/4 de cuillère à soupe de clous de girofle moulus

- 1/4 de cuillère à soupe de gingembre moulu

- 1/4 de cuillère à soupe de piment de la Jamaïque écrasé

- 1/8 de cuillère à soupe de noix de muscade moulue

- 1/4 de cuillère à soupe de cardamome en poudre

- du sirop d'érable pour rehausser le goût

Préparation : Préparez l'avoine selon les instructions de l'emballage et ajoutez également les épices lorsque vous mélangez l'avoine dans l'eau.

Lorsque vous avez terminé la cuisson, mélangez le sirop d'érable pour en rehausser le goût.

Déjeuner : « Salade de chou césar avec poulet grillé »

Le poulet rôti est très facile à trouver au supermarché. Non seulement il est délicieux, mais il permet aussi de gagner du temps et de préparer des repas rapides. Cette fois-ci, lorsque vous allez faire vos achats, choisissez-en deux, l'un pour le dîner et l'autre pour le déjeuner. Il est également connu pour ses propriétés anti-inflammatoires.

Recette :

- 8 onces de poulet grillé, finement tranché

- 6 tasses de chou frisé, coupé en petits morceaux

- 1 tasse de tomates cerises, coupées en tranches

- 3/4 de tasse de parmesan râpé

- Œuf à moitié cuit (environ 1 minute).

- 01 gousse d'ail écrasée

- Une demi-cuillère à café de moutarde de Dijon

- 1 cuillère à café de miel

- 1/8 de tasse de jus de citron frais

- 1/8 de tasse d'huile d'olive

- poivre noir fraîchement moulu et sel casher

- 2 morceaux de pain plat Lavash ou deux grandes tortillas

Préparation :

Dans une casserole, mélangez la moitié d'un œuf de poule, l'ail écrasé, la moutarde, le miel, le jus de citron et l'huile d'olive. Battez jusqu'à ce que vous ayez fait une vinaigrette. Ajoutez du sel et du poivre pour augmenter le goût.

Ajoutez maintenant le chou frisé, le poulet et les to-mates cerises et mélangez pour couvrir le tout avec la vinaigrette et ¼ tasse de parmesan râpé.

Étalez les deux pains plats à la lavande. De même, ré-partissez la salade avec les deux wraps et saupoudrez chacun d'une tasse de parmesan ¼.

Roulez les emballages, coupez-les en deux et mangez-les instantanément.

Dîner : « Tilapia cuit au four avec pacanes et romarin ».

Le tilapia est une excellente source de sélénium. C'est un minéral dont il est prouvé qu'il aide les patients atteints d'arthrite. L'avantage de ce repas est qu'il peut être facilement et rapidement cuisiné, et qu'il est suffisant pour que toute la famille puisse en profiter. Il peut également être préparé si vous voulez manger un repas plus raffiné. Ne vous inquiétez pas si vous ne voulez pas manger de tilapia ; vous pouvez le remplacer par de la truite ou de la morue.

Recette :

- 1/3 de tasse de noix de pécan crues tranchées

- 1/3 de tasse de chapelure de panko de blé entier

- 2 cuillères à café de romarin frais haché

- Une demi-cuillère à café de sucre de coco (et de sucre brun si vous le souhaitez)

- 1/8 de cuillère à café de sel

- 1 pincée de poivre de Cayenne

- Une cuillère à café et demie d'huile d'olive

- Un blanc d'œuf

- 4 filets de tilapia « 4 onces »

Préparation :

Avant de préparer ce repas, préchauffez le four à une température de 350 degrés F.

Prenez un petit plat de cuisson, mélangez les noix de pécan, la chapelure, le romarin, le sucre de coco, le sel et le poivre de Cayenne. Ajoutez maintenant de l'huile d'olive et mélangez pour couvrir le mélange de pacanes.

Commencez à cuire jusqu'à ce que le mélange de pacanes devienne brun doré clair, cela prend environ 7 à 8 minutes.

Augmentez la température du four à 400 degrés F. Couvrez un grand plat de cuisson en verre avec un spray de cuisson.

Dans un plat étroit, battre le blanc d'œuf. Prendre un filet de tilapia à la fois, tremper le poisson dans le blanc d'œuf puis dans le mélange de noix de pécan, et couvrir légèrement chaque côté. Mettez les filets dans le plat de cuisson préparé.

Mettez maintenant le reste du mélange de noix de pécan sur les filets de tilapia.

Commencez à faire cuire au four jusqu'à ce que le tilapia soit bien cuit, il faut environ 10 minutes pour qu'il soit bien cuit.

Régime alimentaire anti-inflammatoire (Jour 04)

Petit déjeuner : « Muffins à la rhubarbe, aux pommes et au gingembre ».

Nous avons de loin l'idée que le gingembre est une excellente source de réduction de l'inflammation dans l'organisme, et qu'il contribue également à soulager la douleur arthritique. Mélangé avec de la pomme et de la rhubarbe, il devient un petit déjeuner sain à consommer.

Recette :

- 1/2 tasse d'amandes moulues

- 1/4 de tasse de sucre brut (non raffiné)

- 2 cuillères à soupe de gingembre cristallisé légèrement tranché

- 1 cuillère à soupe de farine de graines de lin moulues

- 1/2 tasse de farine de sarrasin

- 1/4 de tasse de farine de riz brun fin

- 2 cuillères à soupe de farine de maïs biologique

- 2 cuillères à café de levure chimique sans gluten

- 1/2 cuillère à café de cannelle écrasée

- 1/2 cuillère à café de gingembre écrasé

- une bonne pincée de sel fin de mer

- 1 tasse de rhubarbe finement tranchée

- 1 petite pomme, évidée et finement coupée

- 1/3 de tasse avec 1 cuillère à soupe de riz ou de lait d'amande

- 1/4 de tasse d'huile d'olive

- 1 gros œuf

- 1 cuillère à café d'extrait de vanille

Préparation :

Préchauffez maintenant le four à une température de 180C/350C. Des moules à muffins d'une capacité de 1/3 tasse d'huile avec des étuis en papier.

Mettez les amandes, le sucre (brut), le gingembre et la farine de lin dans un pot de taille moyenne. Ajoutez les farines, la levure chimique et les épices, puis battez-les pour les mélanger. Incorporer la rhubarbe et la pomme pour couvrir le mélange de farine. Prenez un autre bol plus petit et fouettez l'huile, le lait d'œuf et la vanille avant de les verser dans le mélange sec et de remuer. De la même manière, divisez la pâte entre des caisses en papier (en l'étalant avec quelques tranches de rhubarbe si nécessaire) et faites cuire pendant environ 20-25 minutes, jusqu'à ce qu'elle soit levée, dorée sur les bords et que, lorsqu'on met une brochette au centre, elle en ressorte propre. Sortez maintenant du four, attendez environ 5 minutes et laissez refroidir. Mangez chaud ou à température ambiante.

Plan de régime anti-inflammatoire (jour 05)

Le petit déjeuner : « Granola au sarrasin et au gingembre »

Ce repas est certainement rempli des meilleurs ingrédients anti-inflammatoires. Lorsqu'il est garni de lait d'amande, ce granola a encore meilleur goût. Le petit déjeuner est sain, anti-inflammatoire et énergisant.

Recette :

- 1 tasse de sarrasin

- 2 tasses de flocons d'avoine (sans gluten)

- 1 tasse de graines de tournesol

- 1 tasse de graines de courge

- Une tasse et demie de dattes

- 06 cuillères à soupe d'huile de noix de coco

- 04 cuillères à soupe de poudre de cacao (brut)

- 1 pouce de racine de gingembre

Préparation :

1. Préchauffage du four à 180°C

2. Mettre l'avoine, le sarrasin et les graines dans un grand bol et remuer doucement

3. Ajoutez maintenant les dattes, l'huile de coco et les morceaux de pommes dans une casserole et faites-les bouillir pendant cinq minutes, jusqu'à ce que les dattes deviennent molles

4. Une fois les dattes cuites, épluchez le gingembre et râpez-le ; une fois râpé, mélangez-le avec les dattes.

5. Une fois que les dattes sont moelleuses, passez-les au mixeur avec la poudre de cacao brut et mélangez jusqu'à ce que le mélange soit lisse (y compris l'huile de coco, le gingembre et la purée de pommes)

6. Ensuite, versez le mélange sur le mélange de sarrasin, d'avoine et de graines et mélangez bien pour vous

assurer que tout est bien enrobé.

7. Huiler une grande plaque de cuisson avec de l'huile de noix de coco et y étaler le granola.

8. Mettez les plaques de cuisson au four et faites-les cuire pendant environ 45 minutes. Remuer toutes les 15 minutes

9. Une fois qu'il est bien croustillant, assurez-vous qu'il ne brûle pas, sortez le granola du four, laissez-le refroidir et placez-le dans un récipient hermétique pour le conserver.

Déjeuner : « Soupe aux poivrons rouges rôtis et aux patates douces »

La soupe contient des antioxydants et aidera grandement les symptômes inflammatoires

Recette :

* 2 cuillères à soupe d'huile d'olive

* 2 oignons, hachés

* 1 pot (12 onces) de poivrons rouges rôtis (hachés)

* 1 boîte (4 onces) de piments verts (hachés)

* 2 cuillères à café de cumin moulu

* 1 cuillère à café de sel

* 1 cuillère à café de coriandre moulue

* 3 à 4 tasses de patates douces pelées et coupées en dés

* 4 tasses de bouillon de légumes

- 2 cuillères à soupe de coriandre fraîche (écrasée)

- 1 cuillère à soupe de jus de citron

- 4 onces de fromage à la crème, coupées en dés

Préparation :

Prenez une grande marmite, faites chauffer l'huile d'olive à feu moyen-élevé. Ajouter les oignons et faire cuire jusqu'à ce qu'ils soient tendres. Ajoutez maintenant les poivrons rouges, le cumin, le sel, les piments verts et la coriandre. Faites-les cuire pendant 1 à 2 minutes.

Mélangez maintenant le jus réservé des poivrons rouges rôtis, des patates douces et du bouillon de légumes. Faites-les bouillir, réduisez le feu et couvrez. Faites cuire pendant environ 10 à 15 minutes en incorporant la coriandre et le jus de citron. Laissez-le refroidir.

Placez la moitié de la soupe dans un mixer avec le fromage frais. Mélangez jusqu'à ce que le mélange soit lisse, ajoutez du sel si nécessaire, et votre plat est prêt.

Dîner : « Saumon et courgettes aux herbes et au citron »

Le saumon est largement connu pour ses propriétés anti-inflammatoires. Le dîner que nous allons préparer est composé de saumon et c'est sans doute le meilleur goût.

Recette :

- 4 courgettes, coupées en tranches

- 2 cuillères à soupe d'huile d'olive

- Sel casher et poivre noir moulu, pour rehausser le goût

- 2 cuillères à soupe de sucre brun

- 2 cuillères à soupe de jus de citron (frais)

- 1 cuillère à soupe de moutarde de Dijon

- 2 gousses d'ail, hachées

- Une demi-cuillère à café d'aneth séché

- Une demi-cuillère à café d'origan séché

- 1/4 de cuillère à café de thym séché

- 1/4 de cuillère à café de romarin séché

- 4 (5 onces) filets de saumon

- 2 cuillères à soupe de feuilles de persil (fraîchement hachées)

Préparation :

Préchauffez le four jusqu'à 400 degrés. Huiler légèrement une plaque de cuisson

Prenez un petit bol et battez ensemble la cassonade, le jus de citron, le Dijon, l'ail, l'aneth, l'origan, le thym et le romarin & ajoutez du sel et du poivre selon votre goût.

Mettre les courgettes en une seule couche. Saupoudrez d'huile d'olive et ajoutez du sel et du poivre selon votre goût. Ajoutez maintenant le saumon en une seule couche et badigeonnez chaque filet avec un mélange (herbe)

Mettez ceci au four et faites-le cuire pendant 16 à 18 minutes.

Plan de régime anti-inflammatoire (jour-06)

Le petit déjeuner : « Frittata aux épinards et aux champignons »

Ce repas contient des champignons et des épinards qui sont très nutritifs

Recette :

- 6 œufs

- 1/4 de tasse de lait (60ml)

- 1 tasse de fromage cheddar râpé (250 ml)

- 1 oignon, coupé en tranches

- 4 onces de champignons de Paris blancs, tranchés

- 3 cuillères à soupe de beurre

- 2 tasses de bébés épinards

- Sel et poivre à volonté

Préparation :

Préchauffez le four à 180 °C ou (350 °F). Beurrez un plat de cuisson de 20 cm à quatre faces.

Prenez un grand bol, mélangez les œufs et le lait à l'aide d'un batteur. Maintenant, ajoutez du fromage. Mettez également du sel et du poivre selon vos besoins

Dans une grande marmite antiadhésive, faire revenir l'oignon et les champignons dans du beurre à feu moyen. Saupoudrer de sel et de poivre. Ajoutez maintenant les épinards et faites-les cuire pendant environ 1 minute, en remuant continuellement.

Ajouter le mélange de champignons au mélange d'œufs. Remuez bien et mettez-le dans un plat de cuisson. Faites cuire la frittata pendant environ 25 minutes ou jusqu'à ce qu'elle soit légèrement dorée. Coupez la frittata en quatre carrés et retirez-les d'un plat.

Déjeuner : « Tartine au saumon fumé et pommes de terres »

Recette :

- 1 grosse pomme de terre

- 2 cuillères à soupe de beurre

- sel casher

- poivre noir

- 4 onces de fromage de chèvre à pâte molle

- Une cuillère et demie de ciboulette finement hachée

- Demi gousse d'ail, finement tranchée

- Du citron pour le goût

- saumon fumé finement tranché

- 2 cuillères à soupe de câpres égouttées

- 2 cuillères à soupe d'oignon rouge finement tranché

- 1/2 œuf dur

- Ciboulette finement hachée (pour la garniture)

Préparation :

Mélangez le fromage de chèvre, le citron et l'ail dans un petit bol. Saupoudrer de sel et de poivre selon le goût. Incorporer légèrement la ciboulette fraîche.

Saupoudrer de sel l'oignon rouge haché et l'œuf dur.

Râpez la pomme de terre à l'aide des grands trous d'une râpe. Saupoudrer généreusement de sel et de poivre.

Commencez à faire chauffer le beurre dans une petite casserole antiadhésive à feu moyen à élevé. Une fois chaud, ajouter de la pomme de terre râpée

Supprimer le mélange avec le dos d'une cuillère pour le rendre compact, faire cuire lentement pendant environ 8-10 minutes de chaque côté

Laissez refroidir jusqu'à ce qu'il soit à peine tiède ou à température ambiante.

Lorsque le gâteau de pommes de terre a refroidi, ajoutez le mélange de fromage de chèvre sur le dessus. Étendez le saumon fumé sur cette couche et arrosez avec l'oignon rouge, l'œuf dur et les câpres.

Dîner : « Burger aux patates douces et aux haricots noirs »

Recette :

* 2 tasses de purée de patate douce

* 1 tasse de haricots noirs salés cuits

* Une tasse et demie de riz brun (cuit)

* Demi-tasse de noix

* Une demi-tasse d'oignon vert finement haché

* 2 et une 1/2 cuillère à café de cumin moulu

* 1 cuillère à café de paprika (fumé)

* 1/4 de cuillère à café de sel et de poivre au goût

Préparation :

Préchauffez le four à 204 C. Coupez les patates douces en deux. Badigeonnez d'huile d'olive et posez-la face vers le bas sur une plaque de cuisson. Faites cuire les patates douces au four pendant 30 minutes environ jusqu'à ce qu'elles soient tendres et réduisez le feu

Faire cuire le riz ou le quinoa pendant la cuisson des pommes de terre

Mettez les haricots noirs dans un bol et écrasez la moitié d'entre eux pour obtenir une texture. Ajoutez maintenant la patate douce et écrasez légèrement, puis 1 tasse de riz, l'oignon vert, la farine de noix et les épices. Mélangez tout pour combiner.

Huiler légèrement une plaque de cuisson et marquer un quart de tasse avec du film plastique.

Remplissez la tasse à mesurer marquée avec le mélange de patates douces.

Faites cuire les hamburgers pendant environ 30 à 45 minutes, en les retournant soigneusement après 20 minutes pour vous assurer que chaque côté est cuit.

Plan de régime anti-inflammatoire (Jour 07)

Le petit déjeuner : « Crêpes sans gluten »

Recette :

- 02 œufs

- 1 cuillère à café de vanille (sans gluten)

- Une demi-tasse de lait de noix

- Une demi-tasse d'eau

- 1/4 de cuillère à café de sel

- 1 ou 2 cuillères à soupe de nectar d'agave

- 1 tasse de farine (sans gluten)

- 2 cuillères à soupe d'huile de noix de coco (fondue)

- 1 cuillère à soupe d'huile de noix de coco

Préparation :

Mettre 02 cuillères à soupe d'huile de coco dans une petite casserole, et faire chauffer à feu doux pour faire fondre

Prenez un bol et battez les œufs, la vanille, le lait de noix, l'eau, le sel et le nectar d'agave jusqu'à ce qu'ils soient bien mélangés.

Ajouter délicatement la farine et battre pour mélanger

Retirez maintenant l'huile de la chaleur, et mettez-la dans la pâte en un flux régulier tout en mélangeant lentement

Versez la pâte sur la cuisinière, en utilisant environ 1/3 de tasse pour chaque crêpe.

Au moment de verser la pâte, inclinez le moule en un mouvement circulaire afin que la pâte s'enrobe uniformément

Faites cuire la crêpe pendant 2 minutes et servez.

Déjeuner : « Ragoût au curry de lentilles rouges et de courge»

Recette :

* 01 cuillère à soupe d'huile d'olive vierge extra (EVOO)

* 01 oignon doux, coupé en tranches

* 03 gousses d'ail hachées

* 1 cuillère à soupe de curry en poudre

* 1 carton de bouillon

* 1 tasse de lentilles rouges

* 3 tasses de purée de noix de beurre cuite

* 1 tasse de légumes verts

* gingembre râpé, au goût (facultatif)

Préparation :

Prenez une grande casserole, ajoutez l'EVOO et l'oignon coupé en tranches, et l'ail haché. Cuire pendant environ 5 minutes à feu doux ou moyen.

Mélangez la poudre de curry et faites cuire quelques minutes de plus. Ajouter le bouillon et les lentilles et faire chauffer jusqu'à ébullition

Mélanger la courge musquée cuite et les légumes verts. Cuire à feu moyen pendant 5 à 8 minutes environ. Saupoudrez de sel, de poivre et ajoutez du gingembre fraîchement râpé pour rehausser le goût.

Dîner : « Poivrons farcis à la dinde et au quinoa »

- 3 poivrons jaunes de taille moyenne

- 1,25 livre de dinde hachée extra-maigre

- 1 tasse de champignons coupés en dés

- 1/4 de tasse d'oignon doux coupé en dés

- 1 tasse d'épinards frais tranchés

- 2 cuillères à café d'ail écrasé

- 1 boîte de sauce tomate (1 8 onces)

- 1 tasse de bouillon de poulet

- 1 tasse de quinoa sec

Préparation :

Prenez une petite casserole, commencez par le quinoa et faites-le cuire selon les instructions figurant sur l'emballage (en général, environ 15 minutes).

Pendant que le quinoa cuit, faites frire les légumes à la poêle avec un peu de beurre ou d'huile d'olive.

Après environ 5 minutes, ajoutez la dinde hachée et l'ail dans les légumes. Préparer à feu moyen. Mais une fois que la dinde est presque entièrement cuite, il faut y mettre de la sauce tomate et environ la moitié du bouillon de poulet. Préparer jusqu'à ce que la dinde soit entièrement cuite.

Préchauffez le four à 400.

Lorsque le mélange de dinde bout, préparez vos poivrons. Lavez les poivrons, coupez-les en deux, et débarrassez-vous de la tige et des graines. Vaporiser le moule avec de l'aérosol de cuisson et y placer les poivrons coupés en tranches

Une fois le quinoa préparé, mettez-le dans la poêle avec la dinde et les légumes. Mélanger. Ensuite, remplissez chaque poivron avec le mélange. Veillez à ce qu'ils soient bien remplis ! Et votre plat est prêt à être servi.

Chapitre 04 : Trucs et astuces pour poursuivre le voyage de guérison

Le sujet de l'inflammation est le plus souvent abordé. Toutes les autres personnes que vous rencontrez sont atteintes d'une maladie inflammatoire chronique, notamment de douleurs articulaires et d'arthrite. Cependant, lutter contre de telles maladies chroniques n'est pas si difficile, alors il semble que ce soit le cas. Il suffit d'opter pour un mode de vie sain.

Le battage médiatique créé par les maladies inflammatoires a des raisons positives. L'adoption d'un régime anti-inflammatoire permettra non seulement de réduire l'inflammation chronique, mais aussi de rester en forme et en bonne santé à long terme. Selon la recherche, elle peut également réduire le risque de crise cardiaque, de démence et de diabète.

Ce qui est bien, c'est qu'il n'est pas nécessaire d'attendre des années pour voir des résultats sains. Les petits trucs et astuces que nous allons mentionner dans le livre vous aideront à réduire l'inflammation du jour au lendemain. Il vous suffit d'adopter ces trucs ou habitudes pour rester en bonne santé et en forme, et vous pouvez facilement poursuivre le voyage de guérison sans effort.

1) Mangez de la salade verte tous les jours.

Achetez toujours un ou deux paquets de légumes verts à feuilles pour vos repas. Les légumes verts à feuilles sont très bénéfiques ; avoir une tasse pleine de légumes verts à feuilles comme des bébés épinards, de la roquette, du chou frisé ou de la laitue chaque jour est l'une des habitudes alimentaires les plus utiles que vous puissiez adopter. Les légumes verts feuillus ont un effet anti-inflammatoire, car ils contiennent des antioxydants et des composés bioactifs qui peuvent réduire l'inflammation et empêcher les radicaux libres de générer de nouvelles inflammations dans l'organisme.

2) Évitez les arômes artificiels.

Évitez les distributeurs automatiques et les boissons sucrées artificiellement, et optez pour des aliments riches en fibres et contenant un peu de protéines comme des tranches de pomme, du beurre de cacahuètes, des crudités et du houmous, ou mangez une poignée d'amandes et des cubes de fromage. La raison pour laquelle elle est importante est qu'une alimentation équilibrée, sans sucres artificiels ni glucides raffinés, est essentielle pour maintenir votre glycémie à des paramètres normaux, ce qui, à long terme, vous aidera à faire face aux fringales, à la faim et à l'irritabilité intestinale. Elle vous permettra de rester en forme et en bonne santé et sera également bénéfique pour les personnes qui vous entourent. Limiter les pics et les baisses de glycémie permet d'inhiber l'inflammation dans l'organisme qui peut conduire à l'obésité, au diabète (type 02) et à de nombreuses autres maladies cardiaques.

3) Dormez à l'heure.

Éteignez la télévision, fermez toutes les applications de médias sociaux et allez vous coucher un peu plus tôt que vous ne dormez. Cela peut paraître un peu indulgent, mais avoir au moins 7 à 8 heures de sommeil ininterrompu est ce qui est requis et considéré comme suffisant pour les adultes, et nous devrions tous avoir un sommeil suffisant pour rester en bonne santé. Le fait de ne pas dormir suffisamment (6 heures ou moins) chaque jour active l'inflammation, même si vous êtes en bonne santé. La recherche préconise un risque accru de problèmes métaboliques qui pourraient conduire à l'obésité, au diabète (type 2) et à de nombreuses autres maladies cardiaques, à la démence et à la maladie d'Alzheimer également.

4) N'oubliez pas de marcher tous les jours.

Avez-vous déjà manqué votre entraînement ? Ne vous inquiétez pas, et faites le tour du pâté de maisons à toute vitesse ! Bien que l'exercice régulier soit parfait pour traiter et prévenir presque tous les problèmes de santé, certains jours, nous n'avons pas assez de temps pour un entraînement complet. D'autre part, la recherche préconise que le fait d'avoir seulement 20-25 minutes de mouvement musculaire peut réduire les marqueurs sanguins inflammatoires. Alors, attachez vos chaussures et commencez à courir.

5) Ajouter des saveurs dans les aliments.

Il y a toujours moyen de rendre la nourriture plus délicieuse et plus épicée, même si vous suivez un régime. Découvrez comment mélanger un peu d'ail ou d'épices lorsque vous préparez le dîner de ce soir. Les épices aromatiques et fortes semblent avoir le potentiel d'augmenter l'inflammation, mais la recherche indique le contraire, la plupart d'entre elles s'avérant saines. Il existe suffisamment de preuves pour recommander l'ajout d'ail, ou d'herbes et d'épices, dont le curcuma, le romarin, la cannelle, le cumin, le gingembre et le fenugrec, qui réduisent l'inflammation dans l'organisme qui pourrait finalement conduire à des maladies cardiaques, à d'autres affections dégénératives du cerveau, au cancer et à des problèmes respiratoires.

6) Restez loin de l'alcool.

Si vous voulez prendre un cocktail ou un verre de vin le soir, pensez à vous abstenir pendant quelques jours. Il n'est pas nécessaire qu'elle soit durable, mais le fait d'éviter l'alcool pendant autant de jours que possible permet de réduire l'inflammation du corps. En outre, l'élimination de l'alcool aide le corps à rester calme et réduit l'inflammation existante. Selon certains chercheurs, une consommation raisonnable d'alcool présente certains avantages pour la santé ; le seul problème est qu'il n'est pas facile de maintenir la limite entre les avantages et les anti-inflammatoires et les destructeurs et les inflammatoires.

7) Échangez votre café avec du thé vert.

Si vous avez l'habitude de boire 1 à 3 tasses de café ou d'autres jus caféinés par jour, pensez plutôt à remplacer l'un d'entre eux par une tasse de thé vert. Les feuilles de thé vert sont remplies de composés polyphénoliques qui peuvent contribuer de manière significative à diminuer la destruction des radicaux libres pour arrêter l'inflammation supplémentaire. La recherche préconise que la consommation régulière de thé vert peut aider à réduire les risques de maladie d'Alzheimer, de cancer et de problèmes articulaires.

8) Soyez très gentil avec vos tripes.

Les probiotiques suscitent beaucoup d'hystérie, mais soutenez-vous les bons microbes qui existent déjà en vous ? Protégez les bonnes bactéries existantes en éliminant les sucres artificiels et les graisses trans, et concentrez-vous toujours sur la cueillette d'aliments entiers et légèrement transformés. Il est également inté-ressant d'avoir des aliments riches en probiotiques, comme le yaourt, la choucroute, le kombucha, le miso ou le kimchi quotidien. Encourager l'obstruction mi-crobienne de l'intestin est l'une des bases pour réduire l'inflammation du corps à long terme.

9) Essayez de jeûner de temps en temps

Bien que ce ne soit pas pour tout le monde, de nom-breux chercheurs affirment trouver des avantages à avoir un jeûne intermittent (FI), principalement en rai-son des effets anti-inflammatoires, le schéma alimen-taire se développe. Il existe de nombreuses façons de jeûner, mais la plus simple est de commencer par un jeûne de 12 heures. Cela signifie que si vous avez pris votre dîner à 19 heures, vous n'avez de l'eau ou tout ce que vous voulez manger que jusqu'à 7 heures le lende-main matin. Selon les recherches, le fait d'avoir fréquemment une IF réduit également le risque de maladie cardiaque et augmente la sensibilité à l'insuline, la santé du cerveau et les maladies inflammatoires de l'intestin.

10)Restez à l'écart des produits laitiers et du gluten

Les produits laitiers et le gluten ne sont généralement pas inflammatoires chez les personnes en bonne santé (sauf si vous êtes allergique, intolérant ou atteint de la maladie cœliaque), mais ces produits peuvent être gênants lorsqu'il y a déjà une inflammation dans l'organisme. De nombreuses personnes trouvent utile d'éliminer les produits laitiers, le gluten ou ces deux produits pendant quelques semaines tout en ayant un régime alimentaire riche en aliments anti-inflammatoires et faible en aliments inflammatoires. La raison en est qu'elle donne au corps le temps de rester calme. Ensuite, vous pouvez commencer à ajouter progressivement des produits laitiers ou des aliments contenant du gluten pour vérifier s'ils provoquent une quelconque irritation.

11) Prenez un peu de temps pour vous détendre.

Peu importe que vous ayez une alimentation saine ou non, si le niveau de stress est constamment élevé, une inflammation de faible intensité va persister. Même si l'augmentation du niveau de stress n'est pas une préoccupation quotidienne, il est essentiel d'apprendre à le gérer et à y faire face lorsqu'il se produit, afin de prévenir de nouvelles inflammations dans l'organisme. Trouvez des moyens ou des méthodes saines pour échapper à cette pression et à cette anxiété, par exemple, en pratiquant quotidiennement le yoga, la méditation est également très bonne, ou vous pouvez aussi faire de courtes promenades car elle offre un soulagement rapide sur le plan mental et des effets anti-inflammatoires sur le plan physiologique.

12) Soyez très sélectif avec les ingrédients.

Les arômes, les colorants, les conservateurs artificiels et de nombreux autres éléments fréquemment ajoutés aux repas ont tous une plus grande possibilité d'activer ou d'augmenter l'inflammation - en particulier si vous avez une faible barrière intestinale. Il est donc toujours préférable d'examiner les ingrédients des produits placés dans votre magasin et votre réfrigérateur. Les ingrédients mentionnés sont-ils ceux que vous auriez pu utiliser si vous prépariez le repas à partir d'une recette à la maison ? Si oui, alors il s'agit probablement d'un produit transformé de façon négligeable et d'un choix honnête. Si ce n'est pas le cas, optez pour un autre produit ou remplacez-le lors de votre prochain achat.

Chapitre 05 : Recettes délicieuses et curatives

La raison d'être d'un régime anti-inflammatoire n'est pas de perdre du poids, il ne doit donc pas être considéré comme un « régime » dans l'usage traditionnel de ce terme. Selon la recherche, un régime alimentaire anti-inflammatoire se compose de repas et de recettes qui peuvent naturellement réduire les marqueurs inflammatoires dans l'organisme. En termes simples, le régime anti-inflammatoire est purement celui qui ne fera pas souffrir votre corps d'une réponse immunitaire.

1. Patates douces au four (avec sauce tahini)

- 4 patates douces de taille moyenne
- 1 boîte de 15 onces de pois chiches (lavés)
- Une demi-cuillère à soupe d'huile d'olive
- Une demi-cuillère à café de chacun des ingrédients suivants : cumin, coriandre, cannelle et paprika
- 1 pincée de sel de mer ou de jus de citron (Pas nécessaire)
- 1/4 de tasse de houmous (ou tahini)
- Citron moyen (moitié)
- 3/4 ou 1 cuillère à soupe d'aneth séché
- 3 gousses d'ail, hachées

Préparation :

Préchauffage du four à 400 degrés F (204 C)

Laver et frotter les pommes de terre et les couper en deux dans le sens de la longueur

Saupoudrer les pois chiches rincés et égouttés d'huile d'olive et d'épices

Frottez les patates douces avec un peu d'huile d'olive et placez-les face contre terre sur la même plaque de cuisson

Pendant que les patates douces et les pois chiches sont en train de frire, préparez la sauce en mélangeant tous les ingrédients dans un bol et en battant pour combiner, en ajoutant seulement de l'eau au lait d'amande pour diluer. Goûter et ajuster les saveurs selon les besoins.

Une fois que les patates douces sont tendres et que les pois chiches sont dorés, les retirer du four après 25 minutes.

Pour servir, retournez la partie chair des pommes de terre et écrasez un peu l'intérieur. Ensuite, garnir de pois chiches, de sauce et de persil et de tomates. Profitez de votre nourriture.

2. « Pain plat à la ricotta et aux artichauts ».

* Une demi-livre de pâte à pizza faite maison
* l'huile d'olive
* sur une demi-tasse de ricotta au lait entier frais
* 2 cuillères à soupe de basilic frais haché
* 1 cuillère à soupe de miel
* 8 onces d'artichauts marinés (égouttés)
* 6 onces de mortadelle fraîche
* 3 tasses de roquette fraîche
* Une demi-tasse de parmesan frais
* 1 cuillère à soupe de ciboulette fraîche

Vinaigrette au citron

* 1/3 de tasse d'huile d'olive
* jus et pulpe d'un citron
* 2 cuillères à café de vinaigre de cidre de pomme

Préparation :

Préchauffez le four à 450 degrés F.

Sur une surface légèrement farinée, étalez la pâte jusqu'à ce qu'elle soit très mince. Déplacez la pâte sur la plaque de cuisson préparée et saupoudrez d'huile d'olive, ainsi que d'un filet de sel et de poivre. Mettre au four et faire cuire pendant 8-10 minutes.

Pour l'instant, mélangez la ricotta, le basilic, le miel et une pincée de sel et de poivre. Sortir le pain du four et le recouvrir de ricotta. Mélangez les artichauts, puis arrosez-les de flocons de piment rouge écrasés, si vous le souhaitez. Garnir de roquette fraîche et de parmesan.

Un moment avant de servir, saupoudrer de vinaigrette au citron, de ciboulette et de FETE

3. Poulet au citron avec asperges.

- 1 livre de poitrines de poulet désossées
- 1/4 de tasse de farine
- 1/2 cuillère à café de sel, poivre pour rehausser le goût
- 2 cuillères à soupe de beurre
- 1 cuillère à café de citron et de poivre
- 1 à 2 tasses d'asperges hachées
- 2 citrons, coupés en deux
- 2 cuillères à soupe de miel et 2 cuillères à soupe de beurre (si intéressé)
- persil pour la garniture (au choix)

Préparation

Couvrez les poitrines de poulet avec un film plastique et frappez jusqu'à ce que chaque morceau fasse environ 2,5 cm.

Ajoutez la farine, le sel et le poivre dans un plat et mélangez doucement chaque poitrine de poulet dans le plat pour la couvrir. Faire bouillir le beurre dans une grande casserole à feu moyen-élevé. Ajouter maintenant le poulet et le faire cuire environ 3 à 5 minutes (de chaque côté), jusqu'à ce qu'il change de couleur, en arrosant de chaque côté avec le poivre citronné directement dans la casserole. Lorsque le poulet est enfin devenu brun doré et bien cuit, le transférer dans une assiette.

Insérez maintenant les asperges hachées dans la poêle. Faites cuire quelques minutes jusqu'à ce que le tout soit croustillant. Sortir de la casserole et mettre de côté. Mettre les tranches de citron à plat au fond de la poêle et les faire revenir quelques minutes de chaque côté sans les remuer afin qu'elles puissent être caramélisées et récupérer les morceaux grillés restés dans la poêle du poulet et du beurre. Sortez les citrons de la casserole et mettez-les de côté.

Remettez tous les ingrédients dans la poêle - asperges, poulet et tranches de citron sur le dessus et dégustez le plat

4. Pâtes au pesto de sauge et de noix avec des courges delicata rôties.

- 2 courges delicata de taille moyenne, bien nettoyées et rincées
- 2 cuillères à soupe d'huile d'olive extra vierge
- Sel de mer
- poivre noir
- 1 ou 2 tasses de feuilles de persil plat
- 3/4 de tasse de noix grillées en moitiés
- 2 à 3 gousses d'ail (de taille moyenne)
- 6-7 grandes feuilles de sauge fraîches
- Demi-tasse d'huile de noix rôtie
- feuilles de sauge fraîches, à faire frire
- 1/4 de tasse d'huile d'olive vierge extra
- 1 livre de penne de blé entier séchée
- Une demi-tasse de fromage « Parmigiano Reggiano » finement râpé,

Préparation

Préchauffez le four à 425 degrés Fahrenheit.

Nettoyez les extrémités de la courge delicata et coupez-les en deux dans le sens de la longueur. Utilisez une cuillère pour prélever les graines et les enlever. Coupez chaque moitié en portions de demi-lune de 5 cm et mettez-les sur la plaque de cuisson. Saupoudrez d'huile d'olive, de sel et de poivre et disposez-les uniformément sur la plaque de cuisson. Cuire à 425 degrés pendant environ 20 à 25 minutes. Retourner la courge à mi-cuisson, jusqu'à ce qu'elle soit cuite

Pendant que la courge cuit, faites le pesto noix-sauge.

Mélangez les feuilles de persil, les noix, les gousses d'ail et les feuilles de sauge fraîches dans le bol. Mélangez l'huile de noix rôtie et continuez à mélanger jusqu'à ce qu'elle soit lisse. Salez et poivrez selon votre goût, puis passez dans un bol.

Puis faites frire les feuilles de sauge, en grappes, dans l'huile jusqu'à ce qu'elles soient croustillantes. Déplacez-vous avec une cuillère à fente vers le bol et assaisonnez légèrement de sel.

La courge est maintenant cuite. Insérez les pâtes de blé entier séchées dans l'eau bouillante et faites bien cuire. Réservez environ une tasse de l'eau de cuisson des pâtes. Remettez les pâtes dans la même casserole, arrosez légèrement d'huile d'olive et mélangez. Insérez maintenant le pesto aux noix et à la sauge et le fromage Parmigiano-Reggiano râpé et mélangez jusqu'à ce que les pâtes soient uniformément recouvertes de sauce. Ajoutez un peu de l'eau réservée pour les pâtes si nécessaire

Servez les pâtes garnies de morceaux de courge Delicata rôtie et amusez-vous bien.

5. « Salade shawarma (poulet) »

- 1 « boîte de 5 onces » de pois chiches
- 1 cuillère à soupe d'huile d'olive

- 1 cuillère à café de cumin

- Une demi-cuillère à café bien garnie de paprika fumé

- Une demi-cuillère à café de curcuma

- Une demi-cuillère à café de sel de mer pour le goût

- Une demi-cuillère à café de cannelle moulue

- 1/4 de cuillère à café de gingembre moulu

- 1 pincée de poivre noir, de coriandre moulue et de cardamome

- 5 onces de laitue de printemps (biologique)

- 10 tomates cerises (coupées en tranches)

- 1/4 de tasse d'oignon rouge (finement tranché)

- 3/4 de tasse de persil frais

- 20 pita chips

Préparation

Chauffez le four à 400 degrés F (204 C) et placez un support au milieu du four.

Mettre les pois chiches nettoyés et séchés dans un plat à mélanger. Ajoutez maintenant l'huile d'olive et tous les arômes et mélangez-les pour les combiner.

Coupez un pois chiche et ajustez les saveurs en fonction de l'exigence. Placez maintenant en une seule couche sur une plaque de cuisson nue et faites cuire pendant environ 20 à 22 minutes, ou jusqu'à ce qu'elle change de couleur.

En attendant, c'est la cuisson, préparer les ingrédients de la salade et les placer dans un bol

Pour la vinaigrette, mélangez l'houmous, l'ail, l'aneth et le jus de citron dans un petit plat à mélanger et battez pour combiner. Ajoutez ensuite de l'eau tiède jusqu'à ce qu'elle devienne coulant et servez.

6. "Fajitas aux crevettes au four"

- 1 livre et demie de crevettes
- 1 poivron jaune coupé en fines tranches
- 1 poivron rouge coupé en fines tranches
- 1 poivron orange coupé en fines tranches
- 1 petit oignon rouge finement tranché
- 1 c. à soupe et demie d'huile d'olive extra vierge
- sel kasher au goût
- poivre fraîchement moulu
- 2 cuillères à café de poudre de chili
- 1/2 cuillère à café de poudre d'ail
- 1/2 cuillère à café de poudre d'oignon
- 1/2 cuillère à café de cumin moulu
- 1/2 cuillère à café de paprika fumé
- Citron vert et coriandre fraîche pour la garniture
- tortillas (réchauffées)

Préparation

Préchauffez le four à 450 degrés

Prenez un grand bol et mélangez les crevettes, l'huile d'olive, le sel, l'oignon, le poivron et les épices pour le goût

Maintenant, mélangez-les pour les combiner.

Saupoudrer la plaque de cuisson avec de l'aérosol de cuisson. (antiadhésif)

Placez les crevettes, les poivrons et les oignons sur une plaque de cuisson.

Faire sauter à 450 degrés pendant environ 8 minutes.

Mettez maintenant le four sous le gril et laissez cuire pendant 2 minutes supplémentaires ou jusqu'à ce que les crevettes soient bien cuites.

Ajoutez maintenant le jus d'un citron vert frais sur le mélange de fajitas et garnissez de coriandre fraîche et servez.

7. « Poulet À La Tomate, À L'ail Et Au Basilic »

- 1 livre de poitrines de poulet désossées
- 2 cuillères à soupe d'huile d'olive
- Demi oignon jaune, haché
- 3 gousses d'ail hachées
- Boîte de 15 onces de tomates italiennes en tranches
- une poignée de basilic frais,
- 1/4 de cuillère à café de flocons de piment rouge hachés
- 4 courgettes de taille moyenne, courgette, recouvertes de spaghettis

Préparation

Enveloppez le poulet avec du plastique et frappez chaque morceau pour le rendre uniforme, sur environ un pouce. Une fois terminé, salez et poivrez un peu chaque côté.

Insérez 1 cuillère à soupe d'huile d'olive dans une grande casserole, jusqu'à ce qu'elle soit chaude. Ajoutez maintenant le poulet et faites-le frire de tous les côtés jusqu'à ce qu'il change de couleur.

Lorsque le poulet est bien cuit et qu'il a changé de couleur, retirez-le de la marmite

Utilisez à nouveau la même casserole et ajoutez le reste de l'huile d'olive et faites cuire l'oignon jusqu'à ce qu'il devienne tendre, environ 5 minutes. Insérez maintenant l'ail et faites-le cuire encore une minute. Mettez les tomates et le basilic dans la poêle et assaisonnez avec le sel, le poivre et les flocons de piment rouge.

Faire sauter pendant environ 10 minutes supplémentaires jusqu'à ce que la sauce devienne fine. Veillez à bien mélanger les deux.

Remettre le poulet dans la marmite avec les nouilles pour qu'elles marinent dans la sauce quelques minutes et servir.

8. « Courge spaghetti aux asperges, à la ricotta, au citron et au thym »

* 1 1/2 livre de petite courge spaghetti
* 1 cuillère à soupe d'huile d'olive

* 2 gousses d'ail écrasées,

* 1 livre d'asperges

* 3/4 de tasse de ricotta

* 3 cuillères à soupe de jus de citron fraîchement pressé

* 1 cuillère à café de pulpe de citron légèrement râpée

* 1 cuillère à café de feuilles de thym frais

* Une demi-cuillère à café de sel casher

* 1/4 de cuillère à café de poivre noir

* 3 cuillères à soupe de pignons de pin grillés

Préparation

Préchauffez le four à 375°F. Placez le cadre au milieu du four

Coupez la courge en deux dans le sens de la longueur et enlevez les pépins. Enduire les tranches avec 1/2 cuillère à soupe d'huile. Posez les tranches sur la moitié d'une plaque de cuisson. Faites cuire pendant environ 35 minutes. En attendant, nettoyez les côtés boisés des asperges

Sortez la plaque de cuisson avec la courge, mélangez les asperges de l'autre côté et mélangez-les avec la demi-cuillère à soupe d'huile restante. Mettre une gousse d'ail sous chaque moitié de courge. Retournez sur la plaque du four et faites cuire jusqu'à ce que les asperges soient bien cuits, et que la courge soit tendre ; cela prendra environ 10 minutes. Entre-temps, mettez le zeste, le thym, le sel, la ricotta, le jus de citron et le poivre dans un grand plat et mélangez doucement.

Sortir la plaque du four et retirer prudemment les gousses d'ail sous la courge. Ajoutez à la ricotta et mélangez bien. Ajoutez les asperges dans le bol, et votre plat est prêt à servir.

9. « Risotto Farro de courge musquée et de chou frisé »

- 1 tasse de Farro
- 2 tasses d'eau bouillante

- 5 tasses de bouillon de poulet à faible teneur en sodium

- 2 tasses et demie de courge musquée coupée en petits morceaux

- 1 botte de chou frisé tranché

- 3 cuillères à soupe d'huile d'olive

- 2 Échalotes, hachées

- 2 gousses d'ail écrasées

- Une demi-tasse de vin blanc sec

- 1 cuillère à soupe de beurre non salé

- 1/2 tasse de parmesan

- 1/4 de tasse de pecorino Romano

- 1 cuillère à soupe de jus de citron

- Sel et poivre (selon le goût)

Préparation

Ajouter les deux tasses d'eau bouillante sur le farro dans un récipient et laisser tremper quelques heures

Bien sécher le farro et le placer dans un mélangeur à grande vitesse

Faites cuire le bouillon de poulet dans une poêle à feu vif jusqu'à ce qu'il commence à bouillir

Une fois bouilli, baissez le feu à faible intensité, couvrez et laissez cuire

Prenez une grande poêle, faites chauffer les deux cuillères à soupe d'huile d'olive à feu moyen

Cuire les échalotes jusqu'à ce qu'elles changent de couleur

Ajouter l'ail et faire cuire jusqu'à ce qu'il devienne brun clair

Ajoutez le farro écrasé, assurez-vous que tout le farro est couvert d'huile

Ajoutez une demi-tasse de vin blanc et mélangez jusqu'à ce que le vin soit presque entièrement cuit

Réduisez le feu à moyen et ajoutez environ 1/4 de tasse de bouillon en même temps, remuez plusieurs fois le risotto farro jusqu'à ce que le liquide soit complètement absorbé

Continuer à ajouter 1/4 de tasse de bouillon en même temps et remuer doucement jusqu'à ce que le bouillon soit complètement utilisé

Lorsque le bouillon a été mélangé au risotto, dans environ 30 minutes, retirez le bouillon du feu et mélangez-le avec le parmesan, le pecorino romano, le beurre, le jus de citron, le sel et le poivre, la courge musquée et le chou frisé.

Derniers mots

Merci encore d'avoir acheté ce livre !

Nous espérons vraiment qu'il pourra vous aider.

L'étape suivante consiste à vous inscrire à notre lettre d'information électronique pour recevoir des informations sur les nouvelles parutions ou les promotions à venir. Vous pouvez vous inscrire gratuitement, et en prime, vous recevrez également notre livre « 7 erreurs de conditionnement physique à ne pas commettre »! Ce livre bonus décompose les erreurs les plus courantes en matière de fitness et démystifie les nombreuses complexités ainsi que la science de la remise en forme. Le fait d'avoir organisé toutes ces connaissances et cette science de la forme physique dans un livre pratique, vous aidera à vous lancer dans la bonne direction pour votre voyage de remise en forme ! Pour vous inscrire à notre bulletin d'information électronique et obtenir ce livre gratuit, consulter le lien ci-dessous et inscrivez-vous:

www.effingopublishing.com/gift

Enfin, si vous avez apprécié ce livre, nous aimerions vous demander une faveur, auriez-vous l'amabilité de nous laisser un commentaire pour ce livre ? Ce serait très apprécié ! Merci et bon cheminement!

À propos des co-auteurs

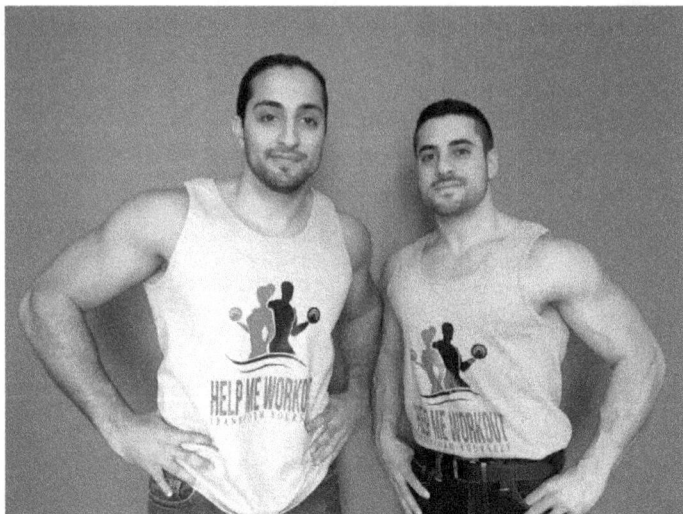

Nous nous appelons Alex & George Kaplo ; nous sommes tous deux des entraîneurs personnels certifiés de Montréal, au Canada. Commençons par dire que nous ne sommes pas nécessairement les plus grands et cela n'a jamais vraiment été notre but. En fait, nous avons commencé à nous entraîner pour surmonter notre plus grande insécurité quand nous étions plus jeunes : notre confiance en soi. Il se peut que vous passiez par un moment difficile en ce moment, ou que vous souhaitiez simplement vous remettre en forme, et nous pouvons certainement vous comprendre.

Nous avons toujours été intéressés par le monde de la santé et du fitness et nous voulions gagner du muscle en raison des nombreuses brimades que nous avons subies à l'adolescence. Nous nous sommes dits que nous pouvions faire quelque chose pour changer l'apparence de notre corps. Ce fut ainsi le début de notre voyage de transformation. Nous ne savions pas par où commencer, mais nous nous sommes lancés quand même. Il est vrai que nous nous sentions parfois inquiets et effrayés à l'idée que d'autres personnes se moquent de nous pour ne pas faire les exercices de la bonne façon. Nous avons toujours voulu avoir un ami pour nous guider et nous montrer les ficelles du métier.

Après beaucoup de travail, d'études et d'innombrables essais et erreurs, certaines personnes ont commencé à remarquer à quel point nous devenions en forme combien nous commencions à nous intéresser vivement à ce sujet. Cela a amené de nombreux amis et de nouveaux visages à venir nous voir et à nous demander des conseils en matière de mise en forme. Au début, cela semblait étrange, mais ce qui nous a fait avancer, c'est quand ces mêmes personnes ont commencé à voir des changements dans leur propre corps nous disant que c'était la première fois qu'ils voyaient de vrais résultats ! Depuis ce moment-là, de plus en plus de gens ont continué à nous demander conseil, ce qui nous a fait réaliser à tous les deux, après avoir tant lu et étudié dans ce domaine, que cela nous a aussi permis d'aider les autres. Jusqu'à présent, nous avons coaché et formé de nombreux clients qui ont obtenu des résultats assez étonnants.

Aujourd'hui, nous sommes tous les deux propriétaires et dirigeons cette maison d'édition, où nous apportons des auteurs et experts passionnés qui écrivent sur des sujets liés à la santé et la remise en forme. Nous dirigeons également une entreprise de conditionnement physique en ligne et aimerions communiquer vous inviter à visiter le site Web à la page suivante pour vous inscrire à notre bulletin électronique (vous recevrez même un livre gratuit).

Enfin, si vous êtes dans la situation dans laquelle nous nous trouvions auparavant et que vous avez besoin de conseils, n'hésitez pas à nous demander.

Nous sommes là pour vous aider !

Vos entraîneurs,

Alex & George Kaplo

Téléchargez un autre livre gratuitement

Nous vous remercions d'avoir acheté ce livre et vous offrons un autre livre (tout aussi long et précieux que celui-ci), « Erreurs de santé et de fitness à ne pas commettre », entièrement gratuit.

Visitez le lien ci-dessous pour vous inscrire et le recevoir :

www.effingopublishing.com/gift

Dans ce livre, nous allons décomposer les erreurs les plus courantes en matière de santé et de forme physique, que vous commettez probablement en ce moment, et nous vous révélerons comment vous pouvez facilement vous mettre dans la meilleure forme de votre vie !

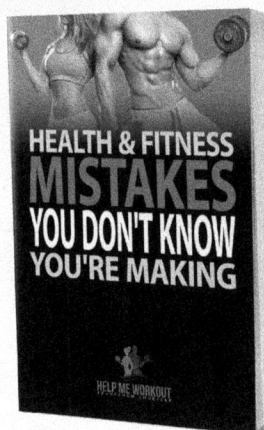

En plus de ce précieux cadeau, vous aurez également la possibilité d'obtenir gratuitement nos nouveaux livres, de participer à des concours et de recevoir d'autres courriels intéressants de notre part. Encore une fois, visitez le lien pour vous inscrire :

 www.effingopublishing.com/gift

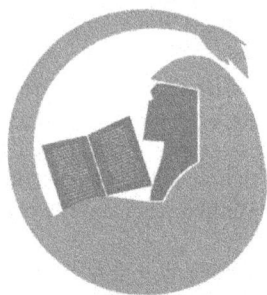

EFFINGO
Publishing

Pour découvrir plus de livres, visitez le site :
EffingoPublishing.com

www.ingramcontent.com/pod-product-compliance
Lightning Source LLC
Chambersburg PA
CBHW050725030426
42336CB00012B/1419